L'Homo-cobayeur

*Expérimentations médicales **in**humaines*

Éthique et pratique médicale
fondée par Richard Moreau
Collection dirigée par Roger Teyssou

La collection « Éthique et pratique médicale » est une tribune qui permet à tous les acteurs du monde de la santé, professionnels, enseignants, administrateurs, économistes et patients d'exposer leurs opinions, de décrire leur expérience et de proposer des solutions aux problèmes posés par une profession en pleine mutation, et ce en toute indépendance et en conformité avec la déontologie et les bonnes pratiques médicales.

Dernières parutions

Olivier NKULU KABAMBA, *Le cancer et la sorcellerie. Narration d'un malentendu étiologique et clinique en médecine*, 2024.
Jacques JAUME et Nathalie RIVIÈRE, *Voyage au cœur du deuil,* 2023.
Michel BOLLA, *Cancer et parcours de soins, L'odyssée du malade*, 2023.
Olivier NKULU KABAMBA, *La réflexivité dans la relation soignant-soigné. Un regard éthique sur l'empathie*, 2023.
Marc BAUDET, Catherine DAUGAREIL, *Comprendre pour mieux prévenir les maladies cardio-vasculaires. Mieux vaut prévenir que guérir*, 2023.
Padrig MAHE, *Vers un mieux-vivre en EHPAD, Guide pratique pour déployer une Offre d'Activités et d'Animations (OAA)*, 2023.
Jacques MORNAT, *Presque tout sur la médecine en France. Pour mieux comprendre le système de santé*, 2023.
Michel BOURIN, *Faire face au polyhandicap*, 2023.
Dr Pierre MESTOUDJIAN, *La méthode facile pour arrêter de fumer du jour au lendemain, Le nouvel antidote du tabac*, 2023.
Thibaut COUSSENS-BARRE, *La patrimonialisation des collections d'échantillons biologiques*, 2022.
Christian PIROLLI, *Passeur… Par maux et par mots de patients, la parole d'un médecin*, 2022.
Faouzia PERRIN, *L'État et la santé. Quelle finalité à la politique de santé ?*, 2022.

Mohamed Naceur Krifi

L'Homo-cobayeur

*Expérimentations médicales **in**humaines*

L'Harmattan

Du même auteur

Abrégés illustrés d'immunologie,
Centre de Publication universitaire, Tunis, 2005.

Naissance et essor de la vaccinologie et de l'immunothérapie,
ISTE Groupe, Londres, 2017.

Naissance et essor de l'immunologie. Une science en devenir,
ISTE Groupe, Londres, 2018.

Tests corrigés et commentés
d'immunologie fondamentale et appliquée,
Centre de Publication universitaire, Tunis, 2020.

Médication et médicaments chimiques.
Genèse des méfaits dramatiques,
Centre de Publication universitaire, Tunis, 2022.

Médicaments biologiques, contaminés et contrefaits.
Scandales sanitaires et graves méfaits,
Centre de Publication universitaire, Tunis, 2022.

Vaccins et vaccination préventifs de la variole à la Covid-19.
Réussites, manquements et perspectives,
Centre de Publication universitaire, Tunis, 2024.

5-7, rue de l'Ecole-Polytechnique, 75005 Paris
http://www.editions-harmattan.fr
ISBN : 978-2-336-43293-9
EAN : 9782336432939

Sommaire

Ce travail est dédié aux milliers de cobayes humains (délibérément exploités à leur insu) victimes de chercheurs malveillants assoiffés d'assouvir leur curiosité scientifique à tout prix sans bénéfice sociétal. Notre dédicace va aussi aux cobayes humains (volontaires consentants à leur risque et péril par conviction ou contraints par nécessité) ayant permis à une recherche biomédicale, moralement encadrée, d'accomplir un important essor dans la prise en charge des multiples maux de la santé humaine.

Ce travail est aussi dédié aux rares médecins et chercheurs qui ont, très tôt, pris position contre des pratiques médicales bafouant la dignité de l'individu même quand leurs résultats versent dans l'intérêt de la communauté. On peut citer dans ce cas le physiologiste français Claude Bernard qui a publié en 1865 dans : « Introduction à l'étude de l'expérimentation humaine » son conseil suivant : « N'effectuez jamais une expérience qui pourrait être nocive pour le patient même si elle est très avantageuse pour la science ou la santé d'autrui ». Position qui a peut être inspiré tardivement un des principes de la Déclaration d'Helsinki qui stipule dans son article 5 que : « Dans la recherche médicale sur les sujets humains, les intérêts de la science et de la société ne doivent jamais prévaloir sur le bien-être du sujet ».

Le dilemme de l'expérimentation médicale sur l'humain est magistralement résumé par la maxime célèbre (et controversée) de Jean Bernard qui la présente comme étant « moralement nécessaire et nécessairement immorale ». Mais pour que l'utilisation de l'humain dans les études médicales soit moralement acceptable, la Déclaration d'Helsinki (art. 5) a dressé parfaitement les cadres et les garde-fous dans les termes suivants : « La dignité de l'individu est préservée lorsque la participation du sujet à un essai biomédical a le caractère d'un engagement volontaire et informé, d'une part, et que l'essai est conduit dans des conditions telles que les inconvénients pour le sujet sont minimisés et les bénéfices pour la collectivité maximisés, d'autre part. Aucun inconvénient, même minime, ne peut être infligé à un sujet, même consentant, pour expérimenter sur une question sans intérêt scientifique ou déjà réglée par des expérimentations antérieures, ou pour expérimenter sans une méthode rigoureuse garantissant un résultat exploitable par la communauté. Quel que soit l'enjeu, la vie humaine vaut toujours plus que la science ». Ainsi, nous dédions aussi ce travail à tous ceux qui ont pratiqué une recherche biomédicale moralement acceptable (en respect total des référentiels et codes de bioéthiques) ayant permis de développer une gamme encore plus riche de produits thérapeutiques (curatifs et préventifs) si vitaux pour la santé et le bien-être de l'humanité.

Étant centrée autour du malade, l'histoire de la médecine ne doit pas être écrite seulement comme celle des grands hommes salués (des médecins héros), mais aussi bien comme celle des patients sacrifiés sur son autel et malheureusement oubliés.

L'Auteur

Avant-propos

Le système de notre santé n'a pas été épargné des bêtises humaines et des agissements délétères et condamnables de certains de ceux qui sont censés guérir nos maladies, soulager nos souffrances et chercher les moyens les plus efficaces pour améliorer notre bien-être. De sorte que le mal et les préjudices conséquents sur leurs semblables sont parfois irrémédiables. Le mauvais usage qu'ont fait certains chercheurs et médecins de la science et leurs pratiques immorales de la médecine ont eu des conséquences dramatiques sur autrui. L'expérimentation médicale inhumaine sur des sujets (non volontaires) a toujours été pratiquée en toute discrétion durant, et surtout hors, temps de guerre. Les personnes (jeunes et âgées), particulièrement les pauvres, les nécessiteux, les minorités raciales, les vulnérables et ceux involontairement institutionnalisés dans divers centres et institutions fermés (orphelinats, foyers pour enfants trouvés, écoles, maisons pour personnes âgées, maisons de correction, asiles, colonies de lépreux, centres psychiatriques, hôpitaux, prisons, soldats, etc.), ont tout particulièrement été utilisées (à leur insu, contraintes et involontaires) comme « animaux de nécessité ». Elles ont offert une matière à l'expérimentation médicale dans des environnements de test contrôlés (parfois pour une simple curiosité scientifique), au mépris total des moindres règles des droits de l'homme, de l'éthique et de la déontologie.

Sans parler de celles faisant partie des projets top secret de certains gouvernements et agences sécuritaires et de renseignements, les expériences scandaleuses (en temps de paix) sont multiples et de différents types. Des produits de tout genre et des pratiques dégradantes, inhumaines et parfois mortelles ont été délibérément expérimentés sur des victimes humaines (le plus souvent vulnérables), à leur insu et sans leur consentement. En effet, ces victimes ont été intentionnellement exposées à : a) différents types d'infections et de maladies mortelles ou débilitantes (lèpre, syphilis, gonorrhée, typhus, tuberculose, fièvre jaune, paludisme, variole, grippe, hépatite, gangrène gazeuse, tétanos, fièvre boutonneuse, etc.), b) différents types de produits et substances toxiques (rayonnements ionisants, isotopes et aliments radioactifs, produits chimiques toxiques, drogues, substances psychotropes, cellules cancéreuses et autres extraits biologiques, etc.), c) différents types de supplices (actes chirurgicaux, xénogreffes, autopsies, mutilations, etc.), d) différents types de procédés de maîtrise de l'esprit et de modification comportementale, e) différents types d'essais d'affinement des techniques de tortures et d'interrogatoires et f) à une grande variété d'autres expériences et pratiques parfois inimaginables et inqualifiables. Les conséquences sont des tragédies humaines (souffrances, blessures, handicaps et décès) et des scandales sanitaires à répétition. Ce genre d'expérimentations inhumaines, financées ou non par certains gouvernements occidentaux (dans leurs propres pays ou à l'étranger) ne sont pas rares. Par exemple, aux États-Unis la maison banche et son occupant ont du s'excuser pour certaines d'entre-elles (telles que les expériences guatémaltèques, l'étude de Tuskegee, les expériences de l'AZT (*Azidothymidine*), et d'autres). En effet, le président américain Barack Obama a présenté, en 2010, des excuses personnelles au peuple guatémaltèque pour des expériences médicales d'une atrocité inuit financées et menées par le service de santé publique des États-Unis dans les années 1940 et découvertes par hasard en 2003 par une historienne médicale, professeure Susan Reverby du *Wellesley College*, Massachusetts (Hull 2015). Plus d'un millier de personnes vulnérables guatémaltèques (femmes vivant dans un asile psychiatrique, des prostituées et des prisonniers, etc.) avaient été infectées à leur insu (sans leur consentement) par les agents pathogènes des maladies vénériennes (syphilis et gonorrhées). Les méthodes utilisées pour infecter ces victimes involontaires étaient horribles : du coton souillé par du matériel biologique infecté a été profondément introduit dans les voies génitales mâles et femelles, la syphilis a été injectée dans le crâne des femmes épileptiques ou appliquée sur les visages précédemment escarrifiés des prisonniers ; la gonorrhée a été administrée dans les yeux des femmes syphilitiques mourantes... Les essais ont finalement fait 83 morts sans compter les centaines de victimes survivantes avec d'horribles séquelles physiques et morales.

La dignité humaine et l'intégrité corporelle restent des droits humains fondamentaux. Ces droits prennent une signification particulière dans le contexte de la recherche impliquant des sujets humains, où la possibilité d'exploitation et d'excès existe. Le Code de Nuremberg, la déclaration d'Helsinki de l'association médicale mondiale, les lignes directrices du Conseil des Organisations Internationales des Sciences Médicales (CIOMS), les lignes directrices de l'OMS (Organisation Mondiale de la Santé), les directives pour les Bonnes Pratiques Cliniques de la Conférence Internationale sur l'Harmonisation (ICH) et la convention sur les droits de l'homme et la biomédecine (CHRB) ont rédigé des normes et des recommandations pour une conduite éthique de la recherche et des essais cliniques médicaux. Malheureusement, en plus du caractère non contraignant de ces normes internationales régissant la recherche impliquant des sujets humains, leur application incohérente ou inexistante sape leur légitimité. Aussi, ces instruments ne prévoient aucun recours formel pour les préjudices résultant d'une violation des principes universels régissant l'éthique de la recherche, y compris le droit au consentement éclairé. Par exemple : en 1914, un tribunal de New York a statué sur l'affaire fondamentale qui a établi le droit d'un individu à un consentement éclairé. Il a estimé que « tout être humain d'âge adulte et sain d'esprit a le droit de déterminer ce qui doit être fait de son propre corps ». Cependant, près d'un siècle plus tard, un tribunal de cette même ville a effectivement refusé l'application de ce droit à tout être humain en dehors des États-Unis (en parlant de l'affaire dans laquelle ce tribunal a rejeté les demandes d'indemnisation des préjudices subis par les participants nigérians enroulés à leur insu dans l'essai clinique Trovan de 1996). Cet exemple démontre la vulnérabilité particulière des sujets humains, particulièrement dans les pays en développement, et la nécessité d'une protection plus rigoureuse de leurs droits dans le contexte international marqué par une demande accrue d'essais cliniques, surtout que ces patients sont souvent incapables d'y échapper s'ils souhaitaient maintenir accès ultérieur aux soins médicaux de base.

Les révélations des essais guatémaltèques et les études de Tuskegee, de Willowbrook, de Trovan, de l'AZT et d'autres expériences médicales scandaleuses ont rappelé au monde, une fois de plus, les graves violations potentielles des droits humains au cours d'un essai clinique. Elles ont démontré la probabilité d'un préjudice grave lorsque des essais médicaux sont effectués sur des sujets humains vulnérables sans examen ni contrôle impartiaux. Malheureusement, les leçons de ces affaires notoires n'ont pas été estimées à leur juste valeur par l'industrie moderne des études cliniques, où les essais sont menés dans des pays du tiers monde par des organisations de recherche sous contrat secrètes capables d'échapper à un examen impartial par les organismes réglementaires, telle que la FDA des États-Unis. Donc, créer une responsabilité pour les violations des normes concernant la recherche sur des sujets humains est impératif dans un environnement qui favorise la mondialisation continue de la recherche biomédicale. Déterrer les contours cachés de ces expériences passées sur les pauvres, les incarcérés, les handicapés et les confinés, nous permet d'acquérir une véritable compréhension de ce système d'étude et nous oblige à une révision en profondeur du régime juridique et médical pour un meilleur encadrement, éthique et juridique, de l'expérimentation médicale humaine.

Présentation du livre

OBJET ET OBJECTIFS

De l'immense problématique du côté sombre et occulté du progrès médical, cet ouvrage dresse un inventaire très succinct des affaires dramatiques (hors temps de guerre) liées à l'utilisation de l'être humain en tant que cobaye d'expérimentations médicales immorales. Il détaille, en illustration, certaines d'entre elles (surtout les plus récentes). Il présente aussi les expérimentations sur les humains réalisées par le gouvernement américain et ses différentes agences (*Atomic Energy Commission* : AEC, *Central Intelligence Agency* : CIA, etc.) dans le cadre de multiples projets civils et militaires) top secret.

Cet ouvrage n'est nullement un réquisitoire du progrès scientifique et des avancées technologiques éclairées dans le domaine de la médecine, qui ont transformé notre vie vers le meilleur. Il n'a aucunement pour objectif d'incriminer aucun acteur (chercheurs ou médecins) impliqué dans le système de la recherche dans le domaine de la santé. Il ne discute pas du tout la question de la légitimité scientifique et morale des expériences biomédicales sur l'humain. Il ne s'immisce pas dans les divergences de jugement entre ceux que considèrent les essais cliniques comme des agissements immoraux et ceux qui justifient leur moralité. Jean Bernard ne les avait-il pas présentés comme étant : « moralement nécessaires et nécessairement immoraux » (Bongrand 2011). Il n'aborde pas non plus le conflit de valeurs entre ceux qui priment l'utilité des études cliniques pour la collectivité et ceux qui prennent la défense de la dignité de l'individu. Car ce sujet aussi a été clairement clarifié par l'article 5 de la Déclaration d'Helsinki, qui disait : « Dans la recherche médicale sur les sujets humains, les intérêts de la science et de la société ne doivent jamais prévaloir sur le bien-être du sujet ». Il vise tout juste à mettre un peu de lumière sur ce côté, parfois sombre et surtout occulté, de notre médecine passée et actuelle. De manière à rendre hommage aux victimes, souvent oubliées et négligées, du mauvais usage humain de la recherche clinique, pour dévoiler au lecteur les souffrances qu'elles ont endurées et les drames et les malheurs qu'elles ont vécus.

Les référentiels d'éthiques existants restent toujours (ou sont considérés comme tels) des recommandations normatives plus ou moins dogmatiques, n'ayant pas force de loi. Alors, ce livre insiste sur la nécessité de la mise en place d'un droit international régissant la conduite des essais cliniques, s'attaquant à la zone grise et ambigüe où les contours entre expérimentation et thérapie sont mal définis et sanctionnant les dérives afin de protéger les sujets (volontaires et pleinement consentants) contre de nouvelles situations impliquant des violations des droits de l'homme. Un consensus international cohérent, exigeant un consentement éclairé dans le contexte de l'expérimentation médicale, élèverait le statut de la doctrine du rang de norme à celui d'un droit international coutumier.

Ainsi, l'objectif de cet ouvrage est tout simplement d'atteindre le fait que toute personne consentante enroulée dans une étude médicale, quel que soit son objectif, doit être considérée en tant qu'être humain de plein droit, respecté en tant que tel, pleinement informé et rassuré sur son intégrité physique et morale et d'être correctement et légalement indemnisé et pris en charge (moralement et matériellement) contre tous les imprévus de cette procédure pour ne plus craindre d'en être une victime potentielle oubliée et négligée après avoir été usitée.

ORGANISATION THÉMATIQUE DU LIVRE

Les différentes thématiques de cet ouvrage sont présentées dans deux parties comme suit :

- Partie I est consacrée à une dense Introduction
- Partie II est intitulée : « Quand la médecine méprise l'éthique et la déontologie : *Un échantillon des scandales de l'expérimentation médicale sur les cobayes humains en temps de paix* ». Elle est divisée en six chapitres comme suit :
- Chapitre 1. Le XXe : le siècle des expérimentations "in"humaines en temps de paix (*des cas d'illustrations*)
- Chapitre 2. Cas princeps d'expérimentations médicales "in"humaines en temps de paix
- Chapitre 3. Exemples illustrant les expériences scandaleuses de vaccination
- Chapitre 4. La médecine au service de l'eugénisme

Partie I
INTRODUCTION

Historiquement les recherches médicales réalisées sur l'être humain ont été pratiquées à travers le monde depuis l'antiquité, par curiosité scientifique ou pour faire progresser les connaissances dans le domaine médical. Cependant, c'est tout particulièrement à partir du XIXe siècle qu'elles se sont réellement développées de manière importante et ont mené tardivement à la réalisation des premiers essais cliniques et thérapeutiques systématiques (ASSM 2015). Le problème réel avec la recherche médicale sur l'humain ne réside pas dans son bien-fondé, mais dans une certaine manière de la pratiquer qui ignore, néglige ou méprise les règles les plus élémentaires de la dignité humaine et en absence d'un respect strict de l'éthique. Dans son livre intitulé : « *Medical Research and The Individual* », Dr Henry Beecher (un éminent professeur d'anesthésie et chercheur clinique à la *Harvard Medical School*) écrivait : « Le bien-être, la santé, voire la vie réelle ou potentielle de tous les êtres humains, nés ou à naître, dépendent de l'expérimentation continue chez l'homme. L'humanité, c'est l'homme » (Beecher, 1968).

« *Primum non nocere* » (« D'abord, ne pas nuire ») est une norme d'éthique médicale attribuée à Hippocrate (Ve siècle av. J.-C.) ; dont le serment a été traduit textuellement en français comme suit :

« Au moment d'être admis(e) à exercer la médecine :
- Je promets et je jure d'être fidèle aux lois de l'honneur et de la probité.
- Mon premier souci sera de rétablir, de préserver ou de promouvoir la santé dans tous ses éléments, physiques et mentaux, individuels et sociaux.
- Je respecterai toutes les personnes, leur autonomie et leur volonté, sans aucune discrimination selon leur état ou leurs convictions.
- J'interviendrai pour les protéger si elles sont affaiblies, vulnérables ou menacées dans leur intégrité ou leur dignité. Même sous la contrainte, je ne ferai pas usage de mes connaissances contre les lois de l'humanité.
- J'informerai les patients des décisions envisagées, de leurs raisons et de leurs conséquences.
- Je ne tromperai jamais leur confiance et n'exploiterai pas le pouvoir hérité des circonstances pour forcer les consciences.
- Je donnerai mes soins à l'indigent et à quiconque me les demandera.
- Je ne me laisserai pas influencer par la soif du gain ou la recherche de la gloire.

- Admis(e) dans l'intimité des personnes, je tairai les secrets qui me seront confiés.
- Reçu(e) à l'intérieur des maisons, je respecterai les secrets des foyers et ma conduite ne servira pas à corrompre les mœurs.
- Je ferai tout pour soulager les souffrances.
- Je ne prolongerai pas abusivement les agonies.
- Je ne provoquerai jamais la mort délibérément.
- Je préserverai l'indépendance nécessaire à l'accomplissement de ma mission.
- Je n'entreprendrai rien qui dépasse mes compétences. Je les entretiendrai et les perfectionnerai pour assurer au mieux les services qui me seront demandés.
- J'apporterai mon aide à mes confrères ainsi qu'à leurs familles dans l'adversité.
- Que les hommes et mes confrères m'accordent leur estime si je suis fidèle à mes promesses ; que je sois déshonoré(e) et méprisé(e) si j'y manque »

Ce serment est considéré comme le texte fondateur de l'éthique et de la déontologie médicale. Il est devenu obligatoire pour les médecins avant de pratiquer la médecine depuis le IVe siècle après J.-C. Il a tardivement été soutenu par celui du médecin de la déclaration de Genève, adoptée en 1948 par l'assemblée générale de l'association médicale mondiale. Cette déclaration a ensuite fait l'objet de plusieurs révisions, la dernière date d'octobre 2017.

Ce serment du médecin dit textuellement :

« En qualité de membre de la profession médicale :
- Je prends l'engagement solennel de consacrer ma vie au service de l'humanité ;
- Je considérerai la santé et le bien-être de mon patient comme ma priorité ;
- Je respecterai l'autonomie et la dignité de mon patient ;
- Je veillerai au respect absolu de la vie humaine ;
- Je ne permettrai pas que des considérations d'âge, de maladie ou d'infirmité, de croyance, d'origine ethnique, de genre, de nationalité, d'affiliation politique, de race, d'orientation sexuelle, de statut social ou tout autre facteur s'interposent entre mon devoir et mon patient ;
- Je respecterai les secrets qui me seront confiés, même après la mort de mon patient ;
- J'exercerai ma profession avec conscience et dignité, dans le respect des bonnes pratiques médicales ;

- Je perpétuerai l'honneur et les nobles traditions de la profession médicale ;
- Je témoignerai à mes professeurs, à mes collègues et à mes étudiants le respect et la reconnaissance qui leur sont dus ;
- Je partagerai mes connaissances médicales au bénéfice du patient et pour les progrès des soins de santé ;
- Je veillerai à ma propre santé, à mon bien-être et au maintien de ma formation afin de prodiguer des soins irréprochables ;
- Je n'utiliserai pas mes connaissances médicales pour enfreindre les droits humains et les libertés civiques, même sous la contrainte ;
- Je fais ces promesses sur mon honneur, solennellement, librement ».

Ces serments ont-ils été toujours respectés dans la pratique courante de la médecine (passée et actuelle) et surtout dans l'expérimentation médicale sur les sujets humains ? Au vu des faits révélés (dont quelques cas seront rapportés plus loin dans ce livre, certains brièvement et d'autres avec plus de détails), la réponse est malheureusement non. En effet, certaines expériences sur les humains ont été menées, jusqu'à une à époque récente, au détriment de l'intégrité physique et morale des sujets. Les patients étaient exploités (sans aucune information, ni sollicitation de leur consentement et très souvent à leur insu) et mis en danger vital sans qu'ils puissent bénéficier directement des apports bénéfiques des expériences qu'ils subissent. Cette manière de procéder illustre l'ambiguïté du concept et dogmatisme de l'expérimentation scientifique dans le domaine de la médecine de l'époque qui peut être résumé comme suit : « La souffrance et la mort de quelques personnes ne représentent rien au vu du bénéfice escompté pour un grand nombre d'entre elles » (Maehler 1999 ; Tröhler 2000). Certains éminents chercheurs et médecins de la seconde moitié du XIXe siècle (tel que le physiologiste français Claude Bernard, le médecin français Pierre-Charles Bongrand ou l'interniste anglo-canadien William Osler) ont mis en garde contre cette position et cette façon d'approcher une recherche pour le progrès médical (Fagot-Largeault 1985 ; Bongrand 2011 ; ASSM 2015). Ces défenseurs de la dignité de l'individu vis-à-vis de l'intérêt de la communauté avaient-ils été entendus ? La réponse est encore non. Car, des expérimentations dans le domaine médical ont été effectuées sur des êtres humains de manière qui ne serait jamais acceptée aujourd'hui par aucune commission d'éthique et de déontologie. En plus, bien qu'elles aient allègrement bafoué les règles élémentaires de la morale, de l'éthique et de la déontologie, et généralement été réalisées par des chercheurs considérés comme excentriques (même selon les normes de l'époque), les résultats de ces expériences ont été publiés dans des revues scientifiques sans rencontrer la moindre opposition (ASSM 2015 ; Tröhler 2007).

L'expérimentation biomédicale sur l'être humain n'est autorisée explicitement en France qu'à la fin des années 1980 (Fagot-Largeault 1985 ; Bongrand 2011). Au États-Unis et en absence de modèles animaux fiables, l'énorme croissance des industries pharmaceutiques et des soins de santé observée à la fin des années 1940 et les années 1950 a fortement la stimulé le développement de la recherche biomédicale utilisant des êtres humains. Beaucoup de ces expériences ont été parrainées (financées) par des agences gouvernementales (AEC, CDC, l'armée américaine et la CIA) et/ou par les entreprises pharmaceutiques et/ou par d'autres sociétés privées, particulièrement celles impliquées dans des activités militaires (Conahan 1994 ; Stobbe 2011 a et b). Les sujets (vieux et moins âgés) pauvres et nécessiteux (surtout des minorités raciales), ainsi que les personnes vulnérables et involontairement institutionnalisées dans divers centres et institutions fermés (orphelinats, foyers pour enfants trouvés, écoles, maisons pour personnes âgées, maisons de correction, asiles, colonies de lépreux, centres psychiatriques, hôpitaux, prisons, etc.) sont tout particulièrement utilisées comme « animaux de nécessité » et ont offert une matière à l'expérimentation médicale dans des environnements de test contrôlés (Hornblum *et al.* 2013). Dans le cas des personnes involontairement institutionnalisées, la doctrine du « consentement éclairé » s'est avérée pratiquement inopérante, en particulier dans le cas des enfants, car dans la plupart de ces circonstances, c'est le superviseur de l'établissement qui est chargé de donner le « consentement éclairé » et il le donne généralement. Dans le cas des prisonniers, au moins la moitié des États américains permettaient, dans les années 1960, leur utilisation comme cobayes médicaux. Aussi, comme suite aux réformes mises en place, amoindrissant la possibilité d'utiliser de prisonniers et d'autres sujets institutionnalisés américains, les chercheurs et l'industrie pharmaceutique se sont tournés vers d'autres pays où les expériences cliniques pourraient être réalisées sur les humains à moindre coût et avec moins de règles. En 2010, l'inspecteur général du département américain de la santé et des services sociaux a signalé qu'entre 40 et 65 % des études cliniques sur les produits médicaux réglementés par le gouvernement fédéral en 2008 ont été réalisées dans d'autres pays (Stobbe 2011).

Dans l'introduction du livre de Bradford H. Gray intitulé : « *Human Subjects in Medical Experimentations* » (Bradford 1975), Bernard Barber expose le mythe des outrages expérimentaux médicaux comme l'aberration de « quelques mauvais médecins ». Certains chercheurs en médecine, et même ceux qui déplorent les défauts des pratiques actuelles dans ce domaine, croient à tort que les carences et les scandales qui surviennent sont imputables à une poignée d'individus dépourvus de qualités personnelles requises. Ils recommandent que le médecin honnête, consciencieux et compatissant soit la sauvegarde ultime du sujet de recherche humain. Mais, le livre de Gray montre que les médecins honnêtes, consciencieux et compatissants ont été entraînés dans de mauvaises pratiques par un mauvais système.

L'expérimentation sur l'être humain n'est pas l'œuvre de quelques médecins aberrants ; c'est systémique, parce que c'est le système par lequel fonctionne la médecine occidentale moderne. Dans son article « Éthique et recherche clinique » qu'il a publié en 1966, Henry Beecher a décrit 22 exemples d'expériences les plus scandaleuses et de recherche clinique contraire à l'éthique (Beecher 1966). Il s'agit de l'un des articles sur l'éthique les plus fréquemment cités dans la littérature médicale. Beecher y a averti les chercheurs et le public sur les graves problèmes de la recherche aux États-Unis, où ces expériences ont malheureusement été menées avec une mentalité du Far West, et a exhorté les chercheurs à se réformer. En effet, aussi choquant que cela puisse paraître, les médecins du gouvernement américain et de nombreux éminents chercheurs de l'époque pensaient que c'était bien et même légitime d'expérimenter sur des sujets vulnérables et ceux qui n'avaient pas tous les droits dans la société (enfants institutionnalisés, personnes âgées, malades, handicapés physiques ou mentaux, orphelins, détenus, noirs, nécessiteux, etc.), souvent sous couvert de « traitements médicaux » et au bénéfice de la zone d'ombre entre l'expérimentation et la thérapie. Le Dr Carl Janson a dit en plaisantant : « qu'il avait fait des expériences sur des enfants trouvés et des orphelins parce qu'ils étaient moins chers que les animaux » (Appleman 2020). Lors d'audiences du Congrès largement couvertes médiatiquement en 1973, les responsables de l'industrie pharmaceutique ont reconnu qu'ils utilisaient des prisonniers pour les tests parce qu'ils étaient moins chers que les chimpanzés (Stobbe 2011). Ainsi, loin des regards et surtout au mépris des moindres règles d'éthiques, ces personnes ont été délibérément utilisées (à leur insu et sans consentement éclairé) comme cobayes humains pour réaliser de multiples expérimentations (parfois dégradantes) dans le domaine médical (vaccination, médication, etc.), et le pire parfois par pure curiosité scientifique. C'était une attitude à certains égards similaire à celle des médecins nazis. Les victimes ont été délibérément exposées à différents types de supplices, d'infections et de maladies mortelles ou débilitantes : lèpre, syphilis, gonorrhée, tuberculose, fièvre jaune, paludisme, variole, grippe, hépatite, aliments radioactifs, injections de différentes substances (produits chimiques toxiques, isotopes radioactifs, substances psychotropes, cellules cancéreuses, etc.), actes chirurgicaux et à une grande variété d'autres expériences et pratiques dégradantes, inhumaines et parfois mortelles (Lederer et Grodin 1994 ; Appleman 2020).

Dans toutes ces expériences médicales, l'être humain était considéré comme moins que rien et tous les sévices et atrocités ont été permis. Elles ont été réalisées illégalement, à l'insu et sans le consentement des sujets utilisés et en violation totale des lois existantes. Certaines de ces expériences recherchaient de traitements salvateurs, et malheureusement beaucoup d'autres n'ont comme seul objectif que la satisfaction de la curiosité scientifique de ceux qui les ont réalisées, en blessant inutilement les victimes et ne fournissaient aucun résultat utile. Leurs programmes étaient généralement très secrets et exécutés sans aucune autorisation légale et, dans de nombreux cas, les informations les concernant n'ont été divulguées (ou découvertes) que plusieurs années après la réalisation des études. Ainsi, elles ont été qualifiées de contraires à l'éthique et pires à plusieurs égards et surtout en violant le principe médical fondamental qui remonte à des siècles et qui disait : « d'abord ne pas nuire ». Lorsque l'affaire sera découverte, elle provoquera une tempête médiatique et publique qui se calmera ensuite rapidement (Jones1993 ; Hornblum 1998 ; Washington 2007 ; Reverby 2009 ; Bongrand 2011 ; Hornblum *et al.* 2013).

Les procès de Nuremberg ont mis en lumière les horreurs de l'expérimentation médicale sur des êtres humains et ont tenté de l'encadrer par une formule restrictive en insistant sur le concept de « consentement éclairé », mais il a été également reconnu que la science médicale ne peut pas se passer d'expériences scientifiques sur des êtres humains eux-mêmes, particulièrement dans des cas appropriés de nouveaux remèdes et procédures non encore pleinement testés. En 1931, l'Allemagne possédait déjà un bon code de bioéthique qui contenait presque tous les points du Code de Nuremberg. Le Code de déontologie de Berlin de 1900 stipulait entre autres que : « Le ministre royal prussien de la religion, de l'éducation et des affaires médicales garantit que toutes les interventions médicales à des fins autres que le diagnostic, la guérison et la vaccination, indépendamment de toute autre autorisation légale ou morale, sont exclues en toutes circonstances si : (1) le sujet humain est un mineur ou incapable pour d'autres raisons ; (2) le sujet humain n'a pas donné son consentement sans ambiguïté ; (3) le consentement n'est pas précédé d'une explication appropriée des éventuelles conséquences négatives de l'intervention » (Vollmann et Winau 1996). Pourtant, il n'a pas réussi à freiner le désir rapace d'expérimenter (souvent de manière immorale) sur les humains. À cette époque, la procédure légale et la conduite de l'expérimentation sur des êtres humains avaient été établies en Allemagne, aux États-Unis et en Angleterre. L'expérimentation sur l'être humain n'était pas condamnée. Ce qui est condamné en Allemagne, ce sont les usages politiques et raciaux de l'expérimentation humaine, et ses dérives. La défense des médecins nazis a reposé sur l'argument selon lequel l'expérimentation sur des êtres humains avait été une procédure et une pratique médicale occidentale standard acceptées. D'ailleurs, elle a cité plus 53 sources documentaires imprimées de cas d'expériences pratiquées sur des humains dans des hôpitaux occidentaux où, dans la plus grande majorité, il n'a été mentionné d'aucune façon que les sujets ont consenti et où il est apparu qu'ils ne se seraient peut-être pas présentés de leur plein gré. Parmi ces documents, un volume exhaustif du Dr Erich H. Hahlbach intitulé : « *Experiments on Human Beings in World Literature* » qui décrit différentes expériences menées à l'époque dans différents pays occidentaux, telles que : celles menées sur 800 condamnés dans trois prisons américaines qui ont été expérimentalement infectés par le paludisme, celles d'infections par plusieurs agents pathogènes (typhus, peste, syphilis, gonorrhée, et autres) des détenus condamnés en Turquie et dans d'autres pays occidentaux et celles menées par les occidentaux sur des esclaves ou sur les citoyens des pays qu'ils ont colonisés, etc. Ainsi, l'accusation n'a pas contesté le fait que l'expérimentation sur des êtres humains avait été une procédure médicale acceptée en occident et elle ne l'a pas considéré comme étant un crime, mais elle l'a condamné parce qu'elle avait été utilisée à des fins politiques et raciales. En condamnant les nazis sous cet intitulé, les autres occidentaux se sont indirectement condamnés eux-mêmes au vu des innombrables cas documentés d'expérimentation immorale qu'ils l'ont pratiqué sur des êtres humains issus de populations minoritaires, indigènes, excentriques, et du Tiers Monde. L'application de la doctrine d'eugénisme et l'utilisation de la pratique médicale en son service en sont un des exemples édifiants. Une simple lecture dans : « *The Encylcopedia of Bioethics* », sous les mots clés « *human experimentation* », « *minority subjects* », révèle qu'il en a été ainsi pendant plus d'un siècle. D'ailleurs, les données des expériences nazies dans de nombreux domaines n'ont-elles pas été utilisées par de nombreux scientifiques de nombreux pays, essentiellement occidentaux, ceux mêmes qui les avaient condamnés à Nuremberg ?!

Les règles essentielles du Code de Nuremberg de 1947 (la base actuelle de l'éthique de la recherche sur les sujets humains) stipulaient que : « Quand des risques sont impliqués, seuls les volontaires devraient être utilisés comme sujets, et ceux-ci uniquement après que les risques aient été pleinement expliqués... qu'un consentement signé doit être donné et que les formulaires de consentement doivent être classés correctement pour un accès ultérieur ». Bien que ce code ait été reconnu, dès 1958, comme étant un ensemble de règles pour la conduite de la recherche sur les sujets humains, il a été régulièrement contourné. Les pensées perverses et les concepts déformés qui ont provoqué les sauvageries à l'origine du Code de Nuremberg de 1947 ne sont malheureusement pas mortes avec la mort des médecins nazis. De telles pratiques inhumaines n'étaient pas inhabituelles à l'époque de la guerre froide. Le concept de consentement éclairé était encore à ses balbutiements et les chercheurs et le personnel hospitalier savaient qu'ils pouvaient encourir une peine s'ils manifestaient une opposition ou une dénonciation d'une recherche discutable. Ainsi, malheureusement ceux qui étaient au courant de ces actes flagrants et injurieux et qui auraient pu les empêcher ou les arrêter restaient, trop souvent, silencieux. D'ailleurs, l'expérimentation Tuskegee sur la syphilis, qui a duré quatre décennies (1932 à 1972), souligne le code confortable de l'omerta médicale qui a dominé la recherche humaine au cours du siècle dernier. Les ramifications sociales complètes de l'expérimentation médicale humaine sur les institutionnalisés et les vulnérables sont peu explorées. Tout ceci a fait que cette partie de l'histoire passée de notre médecine est peu documentée dans les revues médicales, les reportages des médias et les rapports gouvernementaux. Elle est aussi peu mentionnée dans la littérature juridique et n'est pas encore vraiment entrée dans la conscience publique, de sorte que la ségrégation médicale (où une minorité n'a aucun droit face aux intérêts du plus grand nombre) demeure malheureusement une constante dans la santé publique.

D'autres parts, les progrès constants de la santé internationale ont nécessité de nouvelles recherches impliquant des sujets humains. En même temps, la mise en place des procédures techniques et des normes d'éthiques encadrant et réglementant la réalisation de ces recherches dans les pays riches, le renforcement des contrôles, la présence d'yeux éveillés d'Organisations Non Gouvernementales concernées, le travail de fouilles des masses médias d'investigation et surtout l'augmentation de plus en plus importante du coût de la réalisation des études cliniques ont poussé à leur sous-traitance par des organismes privés de recherche (les CRO : *Contract Research Organizations*), qui l'ont transformé en une véritable industrie à but lucratif et l'ont progressivement délocalisé dans les pays en développement, où tous les garde-fous indiqués précédemment qui permettent de protéger les participants sont : ou contournés, ou ignorés, ou complaisants, ou inexistants. En conséquence, loin d'émoi auprès du public et de certains professionnels que peut susciter la découverte des dérapages non éthiques, les scientifiques des pays industrialisés se sont livrés à des pratiques dans des pays plus pauvres qu'ils n'auraient jamais pu effectuer chez eux au cours de la réalisation de leurs recherches cliniques. Alors même que les débats sur l'utilisation de la politique de deux poids deux mesures vis-à-vis des participants aux essais cliniques dans les pays pauvres se poursuivent dans les revues scientifiques et dans la presse grand public, il convient de rappeler que ceux des pays les plus riches n'ont pas toujours été épargnés, non plus, de telles pratiques. Ainsi, malgré le renforcement des règles d'éthiques internationales et les diverses lois et réglementations nationales encadrant la réalisation des essais cliniques, les agissements et les dérapages non éthiques se sont poursuivis dans certains pays jusqu'à la fin du XXe siècle et même au-delà. De multiples cas de manquements à la conduite éthique ont été identifiés dans l'expérimentation et les recherches menées par des médecins-chercheurs dans des universités renommées et publiées dans les principales revues du monde. Dans les décennies qui ont suivi le développement du Code de Nuremberg, les problèmes éthiques ne se limitaient pas aux mauvais traitements des sujets humains aux cours des études menées dans des pays pauvres, ni à ceux infligés aux minorités raciales ou aux patients des coins reculés dans les pays les plus riches, mais se trouvaient aussi dans les principales écoles de médecine, centres de santé, hôpitaux militaires et industries de ces pays (Pappworth 1990 ; Rothman 1991 ; Beecher 1966 ; Hornblum 1998 ; Moreno 1999).

Après des années de discussions et de délibérations en comité concernant la réforme de la recherche clinique, l'association médicale mondiale (un organisme international représentant des médecins et des chercheurs de pays du monde entier) a adopté, en 1964, la Déclaration de Helsinki (DoH) qui a établi de nouvelles règles pour l'expérimentation humaine. Pour certains spécialistes, cette déclaration a constitué un instrument plus utile que l'ensemble d'exigences légalistes rigides énoncées dans le Code de Nuremberg. La DoH, qui a été modifiée plusieurs fois depuis son adoption, a été suivie par l'apparition d'autres normes et référentiels d'éthiques concernant les essais cliniques en particulier et l'expérimentation humaine en général, dont on peut citer : les lignes directrices internationales du CIOMS (*Council for International Organizations of Medical Sciences*), les lignes directrices l'OMS pour les bonnes pratiques cliniques (BPC), les directives pour les BPC de l'ICH (*International Conference on Harmonization*), la convention CHRB (*Convention on Human Rights and Biomedicine*) du conseil de l'Europe et d'autres. Ces multiples dispositions et normes n'ont malheureusement pas permis d'éviter totalement les dérapages non éthiques et de protéger, comme il se doit, le sujet humain utilisé dans la recherche médicale et pharmaceutique. Ce qui indique clairement que la différence entre les principes éthiques et les droits de l'homme réside dans la non-applicabilité des normes éthiques et dans la nature juridiquement contraignante des obligations en matière de droits de l'homme. Ainsi, la discussion, tant au niveau international que régional, sur la recherche utilisant des sujets humains doit être déplacée de l'approche traditionnelle concentrée sur les aspects éthiques et cadres normatifs vers le contexte plus large de droits fondamentaux de l'homme. Une approche de bioéthique fondée sur les droits de l'homme peut aboutir à un système défini et à un ensemble de règles universellement acceptées dans un domaine où la diversité socioculturelle et religieuse entre en jeu.

En résumé : l'expérimentation médicale sur des sujets humains n'est pas une relique du passé, particulièrement dans certains pays. Cela fait partie de notre présent et persistera sûrement dans l'avenir en raison de sa contribution bénéfique pour la santé de l'humanité. La longue histoire (passée et récente) de l'expérimentation médicale sur le sujet humain, normal ou vulnérable (handicapé, pauvre, malade, psychologiquement diminué, enfant institutionnalisé, incarcéré, appartement à une minorité, etc.) est peu explorée et moins discutée, en particulier dans la littérature juridique. Aux États-Unis, l'indignation du public à la fin du XXe siècle face à la découverte d'expériences gouvernementales (de 1946 à 1948) sur des sujets humains a conduit à de nombreuses enquêtes et audiences du Congrès américain, notamment comme suite, entre autres, aux rapports du comité de l'Église et de la commission Rockefeller (tous deux de 1975) et celui du comité consultatif de 1994 sur les expériences de rayonnement sur les humains. Les implications conscientielles, éthiques, professionnelles et juridiques de cela sur la communauté médicale et scientifique étaient la nécessité de garantir que les futures recherches sur des sujets humains seraient éthiques et légales (aux États-Unis). Depuis, le récit standard dit que l'expérimentation médicale humaine s'est terminée brusquement dans les années 1970, avec la découverte de l'étude de Tuskegee sur la syphilis. Cependant, un petit effort de recherche montre que ce récit est incorrect et incomplet. La pratique de l'expérimentation sur les institutionnalisés et les vulnérables a persisté au-delà de cette date. En effet, l'approche actuelle de l'expérimentation médicale humaine ne tient compte malheureusement que très rarement (ou de manière plus au moins informelle) du consentement éclairé et de la confidentialité, permettant aux industries pharmaceutiques et médicales de jouer un rôle démesuré dans l'élaboration de la recherche clinique. L'amalgame déroutant de lois, de règles et de codes régissant de manière lâche une telle recherche échoue presque entièrement à réglementer ou à prévenir les mauvais traitements et les abus sur les patients. Déterrer les contours cachés de ces expériences passées sur les pauvres, les incarcérés, les handicapés et les confinés de certaines institutions, nous permette d'acquérir une véritable compréhension de ce système d'étude et nous oblige à une révision en profondeur du régime juridique et médical pour un meilleur encadrement de l'expérimentation médicale humaine actuelle. D'ailleurs, la genèse de l'éthique de la recherche moderne (y compris l'élaboration de codes, de déclarations, de lignes directrices, de principes pertinents, etc.) est souvent considérée comme une réponse à des cas flagrants de recherche contraire à l'éthique au XXe siècle (Hope et McMillan 2004 ; Meltzer et Childress 2008).

Je tiens à préciser que les quelques vérités sur les expérimentations médicales utilisant des cobayes humains de manière non éthique, rapportées ci-dessous, concernent uniquement celles effectuées en temps de paix (hors périodes de guerre ou de colonisation). Donc, ne seront pas abordées dans ce livre les infamies et les atrocités commises en temps de guerre par certains pays (Allemagne, Japon, USA et autres pays) pour réaliser des programmes civils de recherche (parfois en absence de toute justification scientifique). Par exemple les programmes d'infections intentionnelles de patients par des agents pathogènes tels que l'anthrax, la chlamydia, le choléra, la dysenterie, la morve, l'hantavirus, le paludisme, la paratyphoïde, la peste, le tétanos, la tuberculose, la typhoïde et le typhus (Tsuchiya 2008 ; Weindling 2008 ; Bambery *et al.* 2015). Des milliers de victimes y ont été impliquées collectivement, dont beaucoup sont mortes en conséquence. Particulièrement, les prisonniers civils ont été violemment forcés d'y « participer » (sans possibilité de refuser ni le moindre effort pour obtenir le consentement). Ne seront pas abordées, non plus, les expériences faisant partie des programmes militaires secrets de recherche qui sont essentiellement effectuées sur les populations occupées et les prisonniers de guerre. Ces expérimentations sont de différents types : induction intentionnelle d'infections incontrôlées par différents types d'agents pathogènes connus pour causer des maladies graves, création de nouvelles maladies, déshydratation contrôlée, tests de résistance à la faim, tests d'armes biologiques et/ou chimiques, tests de chambre à pression hypobare, vivisection sur des victimes vivantes, androtomie, prélèvement d'organes, amputation, fécondations involontaires des femmes et des tests au cours de la grossesse et sur les fœtus et les nouveau-nés, etc. Elles sont généralement atroces et impliquent souvent la torture et le meurtre (par vivisection, par exemple) des victimes utilisées (Tsuchiya 2008 ; Weindling 2008). Les pays incriminés sont connus et les exemples sont multiples, mais on peut citer pour illustration le cas des expérimentations (moins médiatisées que celles des nazis ou de la CIA) menées par certaines unités secrètes de l'armée impériale japonaise en Chine et dans l'Asie du Sud-est pendant la seconde guerre sino-japonaise (1937-1945) et la seconde guerre mondiale et qui ont entraîné la mort des centaines de milliers de personnes. Le gouvernement japonais n'a reconnu les atrocités de ses programmes de recherches militaires qu'en 1988 sans s'excuser aux victimes. Le comble est que, lors de la capitulation des Japonais, les généraux des forces américaines ont décidé de ne pas juger les personnes impliquées dans ces programmes. Au contraire, comme ils l'ont fait avec certains érudits nazis, ils leur ont accordé l'immunité en échange des informations qu'ils avaient recueillies lors de leurs expériences inhumaines (Kristof 1995 ; Sihra 2018 ; Chan et Dybbro 2020 ; Stockton 2022*)*. En conséquence, les expériences effectuées au cours des programmes de recherche aussi bien civils que militaires menés en temps de guerre entrent dans un autre registre, celui des crimes caractérisés contre l'humanité et ne sont pas l'objet de cet ouvrage.

Je tiens à préciser aussi que les vérités sur les expérimentations médicales non éthiques utilisant des sujets humains (hors périodes de guerre) rapportées dans cet ouvrage ne visent aucunement de toucher la confiance ni dans la recherche médicale ni dans les sociétés pharmaceutiques. Mais elles sont présentées uniquement dans l'objectif de mettre de la lumière sur ce réel côté sombre de la médecine conventionnelle, largement occulté, très rarement rapporté, ni objectivement abordé et discuté. Les recherches médicales, éthiquement et correctement menées chez des volontaires consentants, ayant pour objectif de trouver des traitements salvateurs ne sont nullement condamnables. Les révoltantes sont celles menées dans le seul objectif de satisfaire une curiosité scientifique et/ou qui font souffrir intentionnellement et inutilement les victimes sans fournir aucun (ou peu) résultat utile et dans ces cas extrêmes, pourraient être simulées à une forme de torture.

Dans le domaine de l'expérimentation humaine, les normes de traitement éthique et même de moralité peuvent entrer en conflit avec les préceptes de la logique et avec les démarches de la pratique scientifique. De cette collision naissent des étincelles de perspicacité dans l'expérimentation, la biomédecine et la nature humaine. À y regarder de très près, les normes de recherche sur des sujets humains, du Code de Nuremberg au rapport Belmont, sont conçues, au-dessus tout, pour délimiter le concept de consentement. Par conséquent, au cœur de l'expérimentation humaine se trouvent les questions de volonté et de soumission, de respect et du mépris, de l'éthique et de l'immorale, du tolérable et de l'inadmissible. Malheureusement, la race et la classe des sujets utilisés étaient des constantes dans l'équation de l'expérimentation humaine.

La soumission, le mépris, l'immorale, l'inadmissible et les procédures dégradantes, douloureuses, dangereuses, voire mortelles ne peuvent et ne doivent jamais être la source de la production de connaissances scientifiques quel que soit leur véracité et leur bienfait. Les essais cliniques ne peuvent être acceptables que quand la dignité du sujet humain engagé est pleinement assurée. Autrement dit, lorsqu'il est réellement volontaire, consentant, correctement informé et utilisé dans des conditions minimisant au maximum les inconvénients et préjudices potentiels pour lui et maximisant les bienfaits médicaux pour l'humanité. D'autre part, les expérimentations pour satisfaire des curiosités scientifiques, ou pour étudier des problématiques sans intérêt scientifique, ou pour revoir des questions qui sont déjà résolues par des études antérieures, et les recherches qui sont menées en l'absence d'une procédure adéquate, éthiquement et scientifiquement validée, ne permettant pas d'obtenir un résultat exploitable ne devraient plus être permises sur les sujets humains même consentants.

Cet ouvrage tente d'aborder la problématique de la recherche médicale sur les sujets humains. Partant du principe qu'on ne connait jamais assez bien une science que quand on connait son histoire, ce livre passera en revue l'évolution et l'amélioration temporelle de cette science (ou procédure médicale) depuis sa pratique passée, inhumaine et non éthique, jusqu'à la forme procédurale actuelle des essais cliniques, scientifiquement et éthiquement encadrés. Cette évolution a pratiquement été dictée par les scandales provoqués par la découverte des cas princeps d'expérimentations inhumaines passées et par les accidents liés aux essais cliniques présents. De même, la nature scandaleuse des pratiques passées de la recherche médicale sur les humains (toujours en période de paix) et certains drames liés aux défaillances des procédures actuelles des études cliniques ont aussi dicté la genèse des principes, recommandations et référentiels actuels d'éthique et de bioéthique encadrant l'usage de l'humain dans l'expérimentation médicale.

Il y a environ deux siècles, le philosophe et lexicographe anglais (Samuel Johnson), n'a-t-il pas dit que « Tout ce qui fait prédominer le passé, le lointain ou l'avenir sur le présent, nous élève dans la dignité d'êtres pensants ». Alors, toutes les problématiques (plus ou moins occultées) abordées dans ce livre ne méritent-elles d'être pensées et repensées ?

Partie II

QUAND LA MÉDECINE MÉPRISE L'ÉTHIQUE ET LA DÉONTOLOGIE

Un échantillon d'expérimentations médicales scandaleuses sur les cobayes humains en temps de paix

CHAPITRE 1

LE XXe : LE SIÈCLE DES EXPÉRIMENTATIONS INHUMAINES EN TEMPS DE PAIX (des cas d'illustrations)

L'histoire de l'humanité (avant et après l'arrivée des nazis) est riche de différents types d'expériences scandaleuses et ayant différents objectifs. Des produits et des pratiques de tout genre, dégradants, inhumains et parfois mortels ont été délibérément expérimentés sur des victimes humaines, à leur insu et sans leur consentement. Pour illustration, certaines de ces expériences non éthiques (essentiellement celles réalisées à la fin du XIXe et au cours du XXe siècle) seront brièvement et chronologiquement citées ci-dessous et d'autres, essentiellement celles qui ont défié les normes d'éthique les plus récentes, seront plus amplement traitées plus loin dans ce livre.

L'objectif essentiel est de donner un aperçu sur la nature d'une certaine pensée déontologique et éthique sur la question de la recherche biomédicale sur les humains (hors temps de guerre) qui a précédé celle des expérimentateurs nazis et qui s'est malheureusement maintenue après, avec le même mépris de la dignité humaine. Une pensée qui a suscité une indignation ayant initié la réflexion et les débats sur ce sujet et qui ont mené à l'établissement et à l'évolution progressive des règles et normes de bioéthique encadrant actuellement les recherches et les expériences sur les sujets humains.

1. *EXEMPLES D'EXPÉRIENCES D'INFECTIONS PAR DIVERS TYPES D'AGENTS PATHOGÈNES*

Les maladies infectieuses ont toujours été un défi vital pour l'humanité. Ainsi, depuis des siècles les médecins ont procédé à des infections microbiennes intentionnelles d'êtres humains dans le but d'étudier la pathogenèse de ces maladies et/ou d'inventer et tester des remèdes préventifs ou curatifs. De la maigre traçabilité de ces expériences en ressort une constante : une rigueur scientifique discutable et une négligence (pour ne pas dire un mépris) des expérimentateurs à l'égard du respect de l'éthique et de la déontologie. Une revue exhaustive de la littérature médicale et des coupures de presse vieilles de plusieurs décennies de la fin du XIXe et du début du XXe siècle a permis à *l'Associated Press* de recenser plus de 40 rapports d'infections expérimentales de ce type (Stobbe 2011). Au mieux, il s'agissait d'une recherche de traitements vitaux ; au pire, certaines se résumaient à des expériences pour satisfaire la curiosité de ceux qui les avaient pratiquées, mais qui n'ont fourni aucun résultat utile (Grodin et Glantz 1994 ; Lederer 1997 ; Shamoo et Resnik 2009 ; Jamrozik et Selgelid 2021). Parmi ces expériences inhumaines, certains exemples sont brièvement présentés ci-dessous.

1.1. Des expériences d'infection par la syphilis et la gonorrhée

En 1883, le Dr George L. Fitch (médecin résident de la colonie de lépreux d'Hawaï) a délibérément injecté ce qu'il croyait être le « virus » de la syphilis à six filles de moins de douze ans. Fitch avait répété ses expériences sur de nombreux autres jeunes patients atteints de la lèpre et a finalement publié ses découvertes dans une revue médicale (Lederer et Grodin 1994 ; Lederer 1997 ; Appleman 2020).

En 1895, sans aucune forme de consentement de leurs parents ou de l'un de leurs tuteurs, le Dr Henry Heiman (un pédiatre de la ville de New York) a intentionnellement infecté des petits garçons (de quatre à seize ans) handicapés mentaux (épileptiques ou ayant une déficience intellectuelle) par la gonorrhée ; pour certains d'entre eux les gonocoques ont été administrés dans les yeux. Son objectif était d'étudier la nature contagieuse de cette maladie et de cultiver son agent causal (Lederer et Grodin 1994 ; Lederer 1997 ; Appleman 2020).

Entre 1911-1913, grâce à la complicité de différents hôpitaux, le Dr Hideyo Noguchi du *Rockefeller Institute for Medical Research* (à Manhattan, New York) a intentionnellement infecté 146 jeunes patients hospitalisés par un extrait de la syphilis et a testé la tuberculine dans les yeux de 15 enfants (de la St. *Vincent's House* à Philadelphie). Certains des enfants victimes auraient contracté la maladie et d'autres sont devenus définitivement aveugles à la suite de ces expériences. Les expérimentateurs Hideyo Noguchi ont ensuite été poursuivis par les parents des enfants malades, ils n'ont jamais été inquiétés (*American College of Physicians* 1995).

De 1932 à 1972, le service de la santé publique (PHS) des États-Unis en collaboration avec des agences de santé publique de l'Alabama et l'université Tuskegee (Alabama) ont mené des expériences pour étudier les conséquences de la syphilis non traitée sur la santé de centaines de patients masculins de la population noire (Moore *et al.* 1932 ; Vonderlehr *et al.* 1936 a et b ; Jones 1993 ; CDC 2021). Ces expériences de Tuskegee seront amplement traitées plus loin dans ce livre (Partie 2, chapitre 2, paragraphe 1).

De 1946 à 1948, des chercheurs américains ont délibérément infecté par la syphilis et la gonorrhée des personnes vulnérables (enfants orphelins, prostituées, détenus, patients d'asile psychiatrique, soldats et autres) au Guatemala, dans l'objectif d'étudier la pathogenèse de ces agents microbiens et de tester l'efficacité de la pénicilline dans le traitement des maladies sexuellement transmissibles (MST) (Reverby 2012 ; Rodriguez et García 2013 ; Subramanian 2017 a et b). Ces scandaleuses expériences guatémaltèques seront amplement traitées ci-après (Partie 2, chapitre 2, paragraphe 2).

Au cours des années 1950, des chercheurs du gouvernement américain ont infecté environ 25 détenus du pénitencier fédéral d'Atlanta avec la gonorrhée. Selon leur article, la bactérie a été administrée directement dans les voies urinaires à travers le pénis. Les hommes ont rapidement développé la maladie et ont ensuite été traités avec des antibiotiques. Mais les chercheurs ont noté que cette méthode n'était pas comparable à la façon dont les hommes étaient normalement infectés, suite à des relations sexuelles avec un partenaire infecté. L'étude a été publiée dans le journal de l'Association Médicale Américaine, mais elle n'a été nullement mentionnée dans diverses archives d'actualités (Hornblum 1998 ; Stobbe 2011).

1.2. Des expériences d'infection par l'agent de la fièvre aphteuse

Dans une tentative de trouver un vaccin contre la scarlatine, le Dr Joseph Stickler s'est « inoculé » l'agent supposé de la fièvre aphteuse équine en 1887, ainsi qu'à plusieurs enfants (sans les informer ni obtenir un consentement de leurs parents) (Fagot-Largeault 1985 ; Bongrand 2011).

1.3. Des expériences d'infection par l'agent de la fièvre jaune

Dans l'objectif de rechercher l'agent causal de la fièvre jaune, le bactériologiste italien en Uruguay, Giuseppe Sanarelli, a injecté en 1897 des préparations bactériennes à cinq patients hospitalisés à leur insu (sans leur consentement). Trois d'entre eux sont morts. Sanarelli a noté que les bactéries injectées par voie intraveineuse pourraient entraîner une hémorragie grave (Lederer 2008). D'ailleurs, la fièvre jaune est maintenant connue pour être causée par un virus. Le célèbre médecin canadien William Osler a condamné ces expériences dans les termes suivants : « Injecter délibérément un poison d'un haut degré de virulence connu à un être humain... n'est pas ridicule, c'est criminel » (Sternberg 1898).

1.4. Les expériences d'infection par l'agent de la peste bubonique et du béribéri

En 1902, des médecins de l'armée américaine aux Philippines ont infecté cinq prisonniers philippins avec la peste bubonique et ont induit du béribéri (une maladie nutritionnelle due à une carence en vitamine B1) chez 29 autres. Quatre des victimes testées en sont mortes. Plusieurs autres séries d'expériences ont aussi été effectuées, menant au décès de nombreux Philippins (Perper et Cina 2010 ; Flores-Coscolluela et Faustino 2014).

1.5. Les expériences d'infection par l'agent du choléra

En 1906, le professeur en médecine tropicale de l'université Harvard (Richard P. Strong) a intentionnellement inoculé la bactérie vivante de choléra (en tant que vaccin vivant) à 24 prisonniers philippins (convalescents de la peste). Les victimes, qui ignoraient tout de cette expérience, sont tombées malades et 13 sont décédées. Au cours du procès de Nuremberg, les médecins nazis ont, entre autres, cité ces expériences médicales pour justifier les leurs (Chernin 1989 ; Campbell 1994 ; Hornblum 1998 ; Perper et Cina 2010).

1.6. Les expériences d'infection par la tuberculine

En 1908, trois chercheurs de Philadelphie ont infecté des dizaines d'enfants à l'orphelinat St. Vincent de Philadelphie (en Pennsylvanie) avec de la tuberculine. Cette expérience a provoqué une cécité permanente chez certaines de ces jeunes victimes et des lésions douloureuses et une inflammation des yeux chez de nombreuses autres. Dans leur récit, les expérimentateurs ont qualifié les enfants de « matériel utilisé » (Cooter 1992).

1.7. Les expériences d'infection par le virus Molluscum contagiosum

Les pathologies de la peau et du cuir chevelu et les maladies infectieuses provoquant des réactions ou séquelles cutanées ont de tout temps stimulé la curiosité des scientifiques bons et malintentionnés. L'histoire est riche de variétés d'expériences pratiquées sur les humains pour étudier la gale, le favus, les trichophyties, le pityriasis circiné et marginé, le psoriasis, la pelade, les boutons d'Orient, le polypapillome tropical, la variole, la rougeole, la varicelle, la scarlatine, etc. (Bongrand 2011).

En 1909, Knowles Frank Crazier a délibérément infecté deux enfants dans un orphelinat avec un virus, appelé *Molluscum contagiosum*, qui provoque des excroissances ressemblant à des verrues mais qui disparaît généralement complètement. Son objectif était de provoquer une épidémie afin d'étudier la maladie. Il a ensuite publié son « étude » dans le journal de l'Association Américaine de Médecine (Knowles 1909 ; Grodin et Glantz 1994).

1.8. Les expériences d'infection par le virus de l'hépatite

Dans les années 1940 aux 1960, le célèbre chercheur Dr W. Paul Havens Jr de l'Université de Yale a exposé des hommes au virus de l'hépatite dans une série d'expériences, dont une utilisant des patients malades mentaux d'établissements psychiatriques à Middletown et Norwich dans le Connecticut. Cette étude, financée par le gouvernement fédéral, a rendu huit hommes en bonne santé gravement malades et n'a apporté aucune innovation dans la compréhension de la maladie. Certaines de ses études n'ont apparemment jamais été couvertes par les médias. D'autres ont été signalées à l'époque, mais l'accent était mis sur la promesse de nouveaux remèdes durables, tout en passant sous silence la façon dont les sujets testés étaient traités.

En 1950, Dr Joseph Stokes de l'université de Pennsylvanie (Professeur de pédiatrie à l'école de médecine et l'Hôpital pour enfants de Philadelphie) a délibérément infecté 200 femmes prisonnières avec une hépatite virale (Stokes 1953 ; Hornblum 1998 ; Hall 2014).

De 1956 à 1970, l'hépatite a été provoquée chez des enfants gravement handicapés mentaux à *Willowbrook State School* de New York. Les enfants ont été intentionnellement infectés (par voie orale et par injection) par l'hépatite pour voir s'ils pouvaient ensuite être guéris avec des gammaglobulines (Breslow 2003 ; Offit 2007 ; Paola *et al.* 2009 ; Stobbe 2011). Cette expérimentation sera amplement traitée plus loin dans ce livre (Partie 2, chapitre 3, paragraphe 4).

1.9. Les expériences d'infection par des entérovirus

Au milieu des années 1940, des chercheurs ont étudié la transmission d'un virus gastrique mortel en faisant avaler à de jeunes hommes une suspension de selles non filtrée. Cette horrible étude a été menée à la *New York State Vocational Institution* (une maison de correction à West Coxsackie). Le but était de voir dans quelle mesure la maladie se propageait de cette façon par rapport à la pulvérisation des germes et à la respiration de cet agent par les sujets testés. « L'avaler était un moyen plus efficace de propager la maladie » ont conclu les chercheurs (Stobbe 2011 a et b).

1.10. Les expériences d'infection par l'agent de l'herpès

En 1941, le Dr William C. Black a inoculé le virus de l'herpès simplex à un bébé de douze mois qui lui a été « proposé en tant que volontaire » (Grodin et Glantz 1994 ; Brody 1998 ; Perper et Cina 2010). Les résultats de ses recherches ont été refusés par le *Journal of Experimental Medicine*, qui a qualifié l'expérience comme : « un abus de pouvoir, une atteinte non excusable aux droits d'un individu et sans aucune implication pour la science ». Mais les résultats de ce test ont ensuite été publiés dans le journal de pédiatrie (Black 1942).

1.11. Les expériences d'infection par l'agent du paludisme/Malaria

Une étude de l'université du Minnesota à la fin des années 1940 a consisté en l'induction du paludisme chez onze volontaires de la fonction publique. Ces derniers ont ensuite été affamés pendant cinq jours. Certains ont également été soumis à des travaux forcés et ces hommes ont perdu en moyenne 14 kilogrammes de poids (ctpost 2011; Stobbe 2011).

De 1942 à 1946, du paludisme a été induit chez des centaines de prisonniers de Stateville, d'Atlanta, dans la région de Chicago et dans d'autres prisons aux États-Unis, généralement par des médecins universitaires (Annas et Grodin 1992 ; Hornblum 1998). Ces expériences seront amplement traitées plus loin dans ce livre (Partie 2, chapitre 2, paragraphe 4).

1.12. Les expériences d'infection par le virus de la grippe pandémique

En 1942, dans une tentative d'étudier la faisabilité d'un vaccin expérimental contre la grippe, Dr Jonas Salk (célèbre en tant qu'inventeur du vaccin contre la poliomyélite) et ses collègues ont exposé des patients masculins (pensionnaires de l'asile d'aliénés d'État à Ypsilanti, dans le Michigan) à la grippe. Les victimes ont été ensuite ré-exposées à la grippe plusieurs mois plus tard. Cette étude était financée par le gouvernement fédéral américain (ctpost 2011 ; PBSNEWSHOUR 2011).

En 1957, alors que la pandémie de grippe asiatique se propageait, des chercheurs fédéraux ont pulvérisé le virus dans le nez de 23 détenus de la prison de Patuxent à Jessup (dans le Maryland) pour comparer leurs réactions à celles de 32 détenus exposés au virus qui avaient reçu un nouveau vaccin (ctpost 2011 ; PBSNEWSHOUR 2011 ; Stobbe 2011).

2. *LES EXPÉRIMENTATIONS DE DIVERS TYPES DE PRODUITS ET DE MANIPULATIONS*

2.1. Les expériences de la pellagre

La pellagre est une maladie douloureuse, souvent confondue avec la lèpre. Elle a été appelée la maladie des quatre D (dermatite, diarrhée, démence et mort), car elle provoque des éruptions cutanées, des plaies dans la bouche, de la diarrhée et, si elle n'est pas traitée, une détérioration mentale. Aux États-Unis, la pellagre était un problème endémique de santé essentiellement chez les populations pauvres dans tout le Sud. Mais, les mauvaises récoltes et un ralentissement économique au début du XXe siècle l'avaient élevé à des proportions épidémiques. En 1915, le Dr Joseph Goldberger, un médecin du laboratoire d'hygiène du gouvernement américain (l'actuel *National Institute of Health*) a utilisé des enfants de deux orphelinats à Jackson (Mississippi), des détenus de l'asile de l'État de Géorgie et des prisonniers à la ferme pénitentiaire d'État de Rank pour prouver sa théorie selon laquelle la pellagre était causée par une carence alimentaire et non par un agent pathogène. Les victimes ont été utilisées pour tester différentes rations alimentaires et les détenus ont ensuite été graciés pour leur participation. L'objectif de l'étude était d'évaluer les effets de l'intervention diététique dans la prévention de la récurrence causale de la maladie, et non pour lui trouver un traitement. La pellagre a été ainsi induite chez plusieurs victimes en bonne santé après cinq mois d'expérimentation (Goldberger *et al.* 1915, 1918, 1920 et 1923 ; Etheridge 1972). Ce n'est qu'en 1937 que le chercheur Conrad Elvehjem a découvert que l'acide nicotinique (ou niacine qui fait partie des vitamines B) prévenait et guérissait la pellagre aussi bien chez le chien que chez l'homme (Elvehjem *et al.* 1937).

2.2. Les expériences dites « monstres »

En 1939 a été initiée l'étude Tudor d'induction de bégaiement chez les enfants de la maison des orphelins à Davenport, Iowa (Johnson 1938 ; Johnson *et al.* 1942). Dans le but de tester l'une de ses théories selon laquelle les enfants deviennent des bègues à cause de la pression psychologique, Dr Wendell Johnson (orthophoniste l'université de l'Iowa) a soumis 22 enfants d'une maison d'orphelins, qui parlaient normalement, à une violence psychologique et ont été implacablement rabaissés pour chaque petite imperfection dans leur discours pour induire le bégaiement. Il s'est engagé dans ces expériences quand il dirigeait la thèse de son étudiante Mary Tudor, une thèse appelée plus tard « l'étude du monstre ». Aucun de ces enfants n'est devenu bègue, mais certains ont souffert de problèmes psychologiques permanents impossibles à inverser. Des décennies plus tard, les victimes de l'expérience disent qu'ils ont du mal à donner un sens à leur passé (AHRP 2001 ; Ambrose et Yairi 2002 ; Gretchen Reynolds 2003). Des préoccupations éthiques ont conduit les chercheurs à dissimuler l'expérience. Le grand public et la profession ont pris connaissance de ces travaux suite à un rapport publié le 11 juin 2001 par James Dryer dans l'édition *San Jose Mercury News* (Dryer 2001 a et b).

2.3. Les expériences d'œstrogène synthétique

Initialement, les œstrogènes (œstrone, œstriol et œstradiol) utilisés sont préparés principalement à partir d'urine de jument gestante. Ces préparations, puissantes et cliniquement efficaces, présentent certains inconvénients pratiques (coûteuses, relativement inefficaces par voie orale, difficiles à préparer et doivent biologiquement être standardisées). Pour pallier ces inconvénients, un nouvel œstrogène synthétique, moins cher et efficace par voie orale, a alors été préparé par Dodds et ses collaborateurs en 1938 qui l'ont nommé diéthylstilbestrol, car il était dérivé du stilbène. Immédiatement après, de nombreuses études cliniques et expérimentales ont été réalisées (MacBryde 1940 et 1941).

De 1940 à 1970, le diéthylstilbestrol a été administré aux femmes enceintes pour prévenir les fausses couches. Les rapports ont confirmé que l'exposition maternelle à ce médicament pendant la grossesse augmente le risque de cancer du sein chez les mères exposées et leurs filles. Il induit des modifications épigénétiques dans la glande mammaire et les cellules germinales, entraînant ainsi une augmentation héréditaire du risque de cancer du sein sur plusieurs générations (Hilakivi-Clarke *et al.* 2013). Cependant, bien que les observateurs ont signalé une incidence élevée d'effets indésirables et ont remis en question l'opportunité de son utilisation clinique, des chercheurs de l'université de Harvard l'ont quand même testé sur des femmes enceintes à leur insu, car aucune d'entre elles n'a été informée qu'elle faisait l'objet d'expérience. Les victimes ont connu un nombre anormalement élevé de fausses couches et de bébés de faible poids de naissance (Loue 2002). Ces effets ont d'ailleurs été confirmés par des études ultérieures qui ont démontré que le traitement au diéthylstilbestrol était généralement inefficace pour prévenir les fausses couches chez les femmes enceintes. Au contraire il a des effets indésirables sur la grossesse et le développement fœtal et multiplie les fausses couches par 3,8 au deuxième trimestre (Dieckmann *et al.* 1953 ; Hoover *et al.* 2011).

2.4. Les expériences du sang de vache

En 1942 et dans le cadre d'une expérience parrainée par la marine américaine, le biochimiste Edwin Joseph Cohn de l'université Harvard a injecté, à leur insu, du sang de vache à 64 prisonniers du Massachusetts. La littérature médicale disponible ne donne pas d'informations sur les conséquences de cette expérimentation sur les victimes (Hornblum 1998 ; Creager 1999 ; Dober 2008 ; Perper et Cina 2010 ; Hornblum *et al.* 2013).

2.5. Les expériences de cancérologie

En 1931 à Porto Rico, Dr Cornelius Packard Rhoads (*Rockefeller Institute for Medical Investigations*) a délibérément injecté des cellules cancéreuses à des patients portoricains, causant la mort de 13 victimes. Ces expériences sur le cancer ont été financées par la Fondation Rockefeller. Un médecin portoricain les a découvertes, mais une enquête a dissimulé les faits. D'ailleurs, Rhoads a été soupçonné de meurtre et ce suite à la découverte de l'une de ses déclarations écrites à la main selon laquelle la population portoricaine devrait être éradiquée. Cette déclaration écrite disait textuellement que : « Les Portoricains sont sans aucun doute la race d'hommes la plus sale, la plus paresseuse, la plus dégénérée et la plus voleuse qui ait jamais habité cette sphère. Cela vous rend malade d'habiter la même île avec eux. Ce dont l'île a besoin, ce n'est pas d'un travail de santé publique, mais d'un raz-de-marée ou de quelque chose pour exterminer totalement la population. Cela pourrait alors être vivable. J'ai fait de mon mieux pour faire avancer le processus d'extermination en tuant huit personnes et en transplantant le cancer dans plusieurs autres ». Un de ses collègues a découvert cette déclaration écrite, il en a fait des copies et le public en a eu connaissance suite à sa publication dans les journaux. Pourtant, cette déclaration scandaleuse ne semble pas avoir nui à sa carrière en Amérique. En effet, Rhoads a continué à établir des installations de guerre biologique de l'armée américaine dans le

Maryland, l'Utah et le Panama et il a même été honoré par l'association américaine pour la recherche sur le cancer. Il a été ensuite nommé à la Commission de l'énergie atomique des États-Unis, où il a été également responsable des expériences de rayonnement sur les prisonniers, les patients hospitalisés et les soldats (Lederer 2002 ; Rosenthal 2003 ; Inglis-Arkell 2014).

En 1952, Chester M. Southam (un chercheur du *Sloan-Kettering Institute*) a injecté des cellules cancéreuses vivantes (connues sous le nom de cellules HeLa) à des prisonniers du pénitencier de l'Ohio et à des patients atteints de cancer. Toujours au même institut, 300 femmes en bonne santé ont reçu (à leur insu) une injection de cellules cancéreuses vivantes. Les médecins ont déclaré qu'ils savaient à l'époque que cela pourrait causer le cancer (Goliszek 2003).

En 1963, Chester M. Southam avait fait de même avec des prisonniers de la prison d'État de l'Ohio en injectant des cellules cancéreuses vivantes à 22 patients âgés et affaiblis du *Jewish Chronic Disease Hospital* (JCDH) de Brooklyn (New York) pour maladies chroniques. Son objectif était de : « découvrir le secret de la façon dont les corps sains combattent l'invasion des cellules malignes » (Loue 2002 ; Stobbe 2011). Les responsables ont jugé qu'il n'était pas nécessaire d'informer les patients qu'ils recevaient des injections de cellules cancéreuses, arguant qu'elles étaient inoffensives. Cette expérimentation sera amplement traitée plus loin dans ce livre (Partie 2, chapitre 2, paragraphe 6).

2.6. Les expériences de réfrigération

Ces expériences ont été menées en 1943 à l'hôpital universitaire de Cincinnati. Dans l'objectif étudier l'effet de la température glaciale sur les troubles mentaux, seize patients handicapés mentaux ont été placés dans des armoires réfrigérées à -2 °C environ, pendant 120 heures (Veracity 2006 ; Koimaster 2013 ; Ward 2015 ; Polšek 2023).

2.7. Les expériences de mélasse

La mélasse est un sous-produit alimentaire (sombre, sirupeux et sucré) de la fabrication du sucre en plus de la bagasse. Édulcorant et aromatisant des aliments, la mélasse était considérée comme une denrée « stratégique » pour l'effort de guerre. Au cours des années 1950, le conseil de la santé de l'état de Louisiane a commandé une étude pour ne nourrir les « prisonniers noirs » qu'avec de la mélasse pendant cinq semaines. Cette expérience avait pour objectif de tester si l'acide sulfurique, utilisé dans la fabrication de la mélasse, était nocif en tant qu'additif alimentaire. Les commanditaires de l'expérience disaient que : « les prisonniers ne pourraient pas s'opposer à subir cette expérience, car cela ne servirait à rien s'ils le faisaient » (Hornblum 1998).

2.8. Les expériences sur l'acné chez des enfants

En 1962, des chercheurs du *Laurel Children's Center* dans le Maryland ont testé des médicaments expérimentaux contre l'acné sur des enfants. Plus de la moitié des enfants ont développé des lésions hépatiques graves à cause de la toxicité de ces médicaments. Bien que les scientifiques fussent pleinement conscients de ces graves dommages, ils ont continué à effectuer les tests (Goliszek 2003).

2.9. Les expériences des contraceptifs

Ces expériences ont été réalisées pour étudier les effets secondaires des contraceptifs oraux. Les femmes se rendant dans une clinique de San Antonio (Texas) pour prévenir les grossesses n'ont pas été informées qu'elles étaient enrôlées dans une étude de recherche où elles recevaient, à leur insu, des placebos à la place du médicament contraceptif. Ainsi, dix des femmes sont tombées enceintes. L'étude a été publiée en 1971 (Goldzieher *et al.* 1971 ; Veatch 1971 ; Levine 1986).

2.10. Les expériences dermatologiques à la dioxine

Elles ont été réalisées de 1951 à 1974 sur les détenus de la prison de Holmesburg (située à Philadelphie), pour le compte de *Dow Chemical Company*, de l'armée américaine et de Johnson and Johnson. Un numéro de 1964 de *Medical News* a rapporté que neuf détenus sur dix à la prison de Holmesburg étaient des sujets de tests médicaux expérimentaux (Goliszek 2003). Dirigées par le Dr Albert M. Kligman (dermatologue de l'université de Pennsylvanie), ces expériences avaient pour objectif d'étudier les effets sur la santé de plusieurs composés chimiques (dioxine, herbicides, acides forts, acide rétinoïque, etc.) et d'une large gamme de produits cosmétiques, et surtout de découvrir comment ils affectent la peau humaine. La dioxine est un composant chimique hautement toxique (faisant partie de la composition de l'agent orange utilisé au Vietnam) et un cancérigène connu, qui entraîne des malformations congénitales et des maladies de la peau. Sa responsabilité dans l'induction d'un cancer cutané a été particulièrement testée au cours de ces expériences (Hornblum 1998 ; Washington 2007 ; Perper et Cina 2010). Kligman a d'abord été invité à la prison de Holmesburg pour aider à traiter une épidémie de pied d'athlète, mais il a rapidement vu le potentiel de la prison comme une réserve illimitée de sujets de test sur lesquels il pouvait expérimenter sans conséquences. « Tout ce que je voyais devant moi, c'était des hectares de peau. C'était comme si un fermier voyait un champ fertile pour la première fois », disait Kligman lors de sa première visite à la prison de Holmesburg.

Pour étudier le processus de durcissement de la peau, l'armée américaine a financé en 1967 Kligman pour appliquer des produits chimiques (acides forts, dioxine et d'autres irritants) cloquant la peau (visage et dos) des détenus à Holmesburg. Selon les mots de Kligman, l'objectif des expériences est : « apprendre comment la peau se protège contre les agressions chroniques de produits chimiques toxiques, les soi-disant processus de durcissement cutané ». En conséquence, de nombreuses substances utilisées étaient si toxiques que les prisonniers ont développé des cloques intenses, des pustules, des papules inflammatoires et autres lésions. Concernant la dioxine, Kligman a augmenté la dose appliquée sur la peau des prisonniers jusqu'à 468 fois celle que *Dow Chemical Company* l'avait autorisé à administrer (Hornblum 1997 ; Ambroise et Broeck 2015). Après trois ans de recherche sur la dureté de la peau, Kligman a tourné ses études vers la vitamine A acide (connue sous le nom de trétinoïne ou acide rétinoïque). Des études antérieures en Europe ont montré que ce produit endommageait considérablement la peau, mais ces vérités n'ont pas diminué l'intérêt de Kligman pour cet acide. Il a aussi testé son effet sur des plaques d'acné induites chimiquement sur le visage du sujet. Il appliquait l'acide rétinoïque sur une moitié du visage de la victime et un autre médicament expérimental sur l'autre, et il surveillait l'évolution des plaques d'acné. Kligman semble être insensible aux doléances de ses victimes et inculquait ce sentiment à ses étudiants, en disant : « J'ai toujours dit à mes étudiants que si vous commencez à croire vos patients, vous allez finir par être des charlatans » et en affirmant que : « Les règles ne s'appliquent pas aux génies », il semble aussi être peu concerné par le respect des règles d'éthique. Plusieurs victimes ont souffert de divers problèmes de santé, notamment le lupus et des dommages psychologiques. En 1980, un groupe de près de 300 anciens détenus de la prison de Holmesburg ont poursuivi en justice le professeur Kligman en l'accusant de « négligence, insouciance et indifférence » et d'avoir testé sur eux « à leur insu » différents produits préjudiciables à leur santé (Hornblum 1997 et 1998 ; Krasuski 2020).

2.11. Les expériences non consensuelles de l'AZT (zidovudine)

Ces expériences, financées par les États-Unis, ont été réalisées par des médecins américains au milieu des années 1990 sur des sujets africains (en Ouganda) séropositifs non volontaires, particulièrement des femmes enceintes. Les États-Unis ont commencé à tester les traitements à l'AZT (un antiviral) en Afrique en 1994, dans le cadre de projets financés par les CDC (*Centers for Disease Control and Prevention*), l'OMS et les NIH (*National Institutes of Health*). Ce projet comprenait le test (sur plus de 17 000 femmes) d'un médicament qui prévient la transmission mère-enfant du VIH/SIDA (Virus de l'Immunodéficience Humaine/Syndrome d'Immunodéficience Acquise). La moitié de ces femmes ont reçu un placebo qui n'a aucun effet thérapeutique sur la transmission du virus. Les responsables américains de la santé ont fait valoir que l'objectif de l'étude était de répondre aux questions que pourrait soulever l'utilisation de l'AZT dans les pays en développement. Contraintes, les femmes utilisées étaient aussi maintenues dans l'ignorance totale concernant les méthodes de test, l'efficacité éventuelle du produit, ses dangers possibles ainsi que ceux liés à l'utilisation d'un placebo. En conséquence, environ 1 000 bébés ont contracté le VIH/SIDA, bien qu'il existe déjà un traitement qui a fait ses preuves. Le CDC a mis fin aux tests en 1998 après avoir annoncé qu'il disposait de suffisamment d'informations sur les essais en

Thaïlande (Meier 2002). Ces essais seront amplement traités dans le paragraphe 7 du chapitre 2 de la partie 2 de ce livre.

2.12. L'expérimentation de Trovan

En 1996, bien qu'il y ait eu des doutes quant à son efficacité thérapeutique et son innocuité, la firme pharmaceutique Pfeizer a testé un antibiotique expérimental (le Trovan) sur des enfants nigérians atteints de méningite, à l'insu de leurs parents (Washington 2007). L'expérience a entraîné la mort de onze enfants et a handicapé des dizaines d'autres. Cette expérimentation sera amplement traitée plus loin dans ce livre (Paragraphe 8, chapitre 2 de la partie 2).

2.13. Les expériences du sang artificiel

Le sang naturel remplit de nombreuses fonctions physiologiques différentes. Alors que le sang artificiel est un produit conçu dans le seul but de transporter l'oxygène et le dioxyde de carbone dans tout le corps, fonction généralement assurée par globules rouges. Divers fabricants ont lancé des essais cliniques pour tester des produits qu'ils ont développés. Cependant, aucun sanguin artificiel vraiment sûr et efficace n'est actuellement commercialisé (Sarkar 2008). Au cours de la décennie 2000-2010, et suite à une approbation fédérale, du sang artificiel (à base de Polyhème) du laboratoire pharmaceutique Northfield (basé à Evanston, dans l'Illinois) a été transfusé à travers les États-Unis à des sujets (traumatisés ou subissant un acte chirurgical) sans leur consentement (Ross 2007). Des études ultérieures ont montré que le sang artificiel provoquait une augmentation significative du risque de crise cardiaque et de décès (Associated Press 2006 ; Edelson 2008).

2.14. Les expériences de produits psychiatriques

2.14.1. *Les expériences d'exposition à la fenfluramine*

Partant d'un hypothèse qu'un comportement violent ou criminel pourrait être prédit par les niveaux de certaines substances chimiques cérébrales, l'Institut Psychiatrique de l'état de New York (affilié à l'université de Columbia), *Queens College* et *Mount Sinai School of Medicine* ont effectué de 1994-1996 des expériences psychiatriques non thérapeutiques, utilisant la fenfluramine. Cette substance médicamenteuse agit directement sur les structures nerveuses centrales, régulant le comportement alimentaire par le biais de la sérotonine. Grâce à ses propriétés anorexigènes centrales, elle entre dans la composition de certains médicaments diététiques appelés Fen-Phen. Elle fut très largement prescrite avant d'être retirée du marché américain et européen, dès septembre 1997, à cause de ses effets secondaires graves neurotoxiques et cardiopathiques (valvulopathies cardiaques, hypertension artérielle pulmonaire et autres) (Connolly *et al.* 1997 ; Roth 2007). Les victimes de ces expériences étaient 100 garçons âgés de six à onze ans de la minorité new-yorkaise (noirs ou hispaniques) en bonne santé et non agressifs. Ils ont reçu des doses intraveineuses de fenfluramine et leurs réponses neurochimiques ont été enregistrées dans le but de prouver une théorie spéculative liant l'agressivité à un marqueur biologique (Hilts 1998 ; Sharav 2003).

2.14.2. *Les expériences de provocation aux amphétamines*

Des patients schizophrènes ont subi des mauvais traitements et une exploitation par leur soumission à des procédures produisant de rechutes au cours d'expériences contraires à l'éthique. Par exemple, en 1996, les chercheurs de l'université de Yale ont publié les résultats d'une expérience de provocation aux amphétamines, durant laquelle ils ont soumis 18 patients atteints de schizophrénie stable pour indure une rechute psychotique (Laruelle *et al.* 1996). En 1997, les chercheurs de l'université de Cincinnati ont publié les résultats d'une expérience ayant pour objectif de créer un « modèle de psychose » sur des êtres humains. En effet, ils ont soumis 16 patients, ayant connu un premier épisode de schizophrénie, à des provocations répétées avec des amphétamines. Le but déclaré était de produire une « sensibilisation comportementale ». Ce processus sert de modèle pour le développement de la psychose, mais a été peu étudié chez l'homme. Les symptômes, tels que la gravité de la psychose et les taux de clignements des yeux, ont été mesurés toutes les heures pendant 5 heures (Breier *et al.* 1997). En 1999, le directeur de l'institut national de la santé mentale a suspendu 29 essais cliniques qui ne respectaient pas les normes éthiques ou scientifiques.

2.15. Les expérimentations de radiations et d'administration d'isotopes radioactifs

Les multiples expérimentations utilisant divers types de rayonnements ionisants et diverses matières radioactives financées par le gouvernement dans un objectif essentiellement militaire seront présentées plus loin dans la partie réservée aux projets et programmes gouvernementaux secrets. Ainsi, les quelques exemples rapportés ci-après illustrent uniquement les expériences isolées à caractère civil réalisées par certains scientifiques dans un cadre hospitalo-universitaire ou institutionnel, telles que :

2.15.1. *Les expériences des effets du fer radioactif sur des femmes enceintes*

Au cours des années 1940, immédiatement après la seconde guerre mondiale, des chercheurs de l'université Vanderbilt ont donné à 829 femmes enceintes du Tennessee des mélanges contenant du fer radioactif. Les victimes ont été dupées, car on leur avait dit que c'était des « boissons vitaminées » qui amélioreraient la santé de leurs bébés. Le but des chercheurs était de déterminer à quelle vitesse le radio-isotope traversait le placenta (Pacchioli 1996 ; LeBaron 2013). Quatre des bébés des femmes sont morts de cancers à la suite de ces expériences, et les femmes ont eu des éruptions cutanées, des ecchymoses, de l'anémie, une perte de cheveux/dents et un cancer (Loue 2002).

2.15.2. *Les expériences des effets de la nourriture radioactive chez les enfants*

À la fin des années 1940 et au début des années 1950, des écoliers handicapés mentaux de *Walter E. Fernald State School* (dans le Massachusetts) ont été alimentés avec de la farine d'avoine contenant plusieurs types d'isotopes radioactifs (Vaishnav 1994 ; Goliszek 2003 ; Leung 2004 ; LeBaron 2013). Ces expériences seront amplement traitées plus loin dans ce livre (Partie 2, chapitre 2, paragraphe 3).

2.15.3. *Les expériences sur les effets du plutonium Pu-239 et du Pu-238*

Dans son Le livre « *The Plutonium Files* » Eileen Welsome a documenté les expériences de rayonnement sur des êtres humains aux États-Unis à partir des années 1940, après la révélation des expériences nazies et la mise en place du Code de Nuremberg. Certains des médecins qui ont mené ces expériences et qui ont ensuite été interrogés à leur sujet, ont avoué qu'ils connaissaient le code de Nuremberg, mais ne pensaient pas qu'il s'appliquait à eux ; ce code était pour les barbares nazis. Dans le livre de Welsome on peut lire : « Les médecins ont effectué des expériences sur des personnes en bonne santé et des patients malades sans les informer de ce qui se passait ni obtenir leur consentement. Les patients malades étaient la proie la plus fréquente. Ils étaient pratiques, nombreux et vulnérables, car les procédures non thérapeutiques pouvaient être facilement administrées sous couvert de traitement médical... Les patients en phase terminale étaient peut-être le groupe le plus vulnérable de tous... Les femmes, les enfants, les fœtus à naître, les minorités, les retardés mentaux, les schizophrènes, les prisonniers, les alcooliques et les pauvres de tous âges et les groupes ethniques étaient des cibles » (Welsome 1999). Les exemples sont multiples, dont on peut citer :

En 1945 au Centre médical de San Francisco, et sous prétexte de traiter un cancer d'estomac, le Dr Joseph Gilbert Hamilton (un médecin du projet Manhattan (voir partie 2, chapitre 5) en charge des expériences humaines en Californie) a fait injecter à un patient (Albert Stevens), sans consentement éclairé, du Pu-239 et du Pu-238. Stevens n'a jamais eu de cancer ; une intervention chirurgicale réussie a parfaitement permis de le guérir d'une tumeur bénigne sans besoin d'injection de plutonium (Welsome 1999). Ni Albert Stevens ni aucun de ses proches n'ont été informés qu'il n'avait jamais eu de cancer. Ils ont été amenés à croire que le « traitement » expérimental avait fonctionné. Depuis que Stevens a reçu le Pu-238 hautement radioactif, la dose accumulée au cours de sa vie restante était plus élevée que quiconque n'en a jamais reçu (64 Sievert). À son décès en 1975, ses restes incinérés ont été subrepticement acquis par le laboratoire national d'Argonne pour la radiobiologie humaine sans le consentement de ses parents survivants. Une quantité de ses cendres ont aussi été transférées au *National Human Radiobiology Tissue Repository* de l'université de l'état de Washington, qui conserve les restes des personnes décédées avec des radio-isotopes dans leur corps (Welsome 1999).

En 1946, trois patients du *Billings Hospital* de l'université de Chicago ont reçu une injection de plutonium et six employés d'un laboratoire métallurgique de Chicago ont reçu de l'eau contaminée au Pu-239 afin que les chercheurs puissent étudier comment le plutonium est absorbé dans le tube digestif (Welsome 1999 ; Goliszek 2003). Aussi, une femme de dix-huit ans dans un hôpital du nord de l'état de New York, s'attendant à être traitée pour un trouble de l'hypophyse, a reçu une injection de plutonium (Democracy Now 2004).

2.15.4. *Les expériences sur les effets de l'uranium*

De 1946 et 1947, des chercheurs de l'université de Rochester ont injecté de l'uranium-234 et de l'uranium-235 (à des doses allant de 6,4 à 70,7 microgrammes par kilogramme de poids corporel) à six personnes pour étudier la quantité d'uranium que leurs reins pouvaient tolérer avant d'être endommagés (Goliszek 2003).

De même au cours des années 1953 à 1957 et dans le cadre d'une expérience visant à déterminer, entre autres, l'efficacité de l'uranium en tant que traitement de chimiothérapie contre les tumeurs cérébrales, le Dr William Sweet (*Massachusetts General Hospital* de Boston) a injecté ce produit radioactif à onze patients en phase terminale (comateux et semi-comateux). Le Dr Sweet, décédé en 2001, a soutenu que le consentement des patients et des plus proches parents avait été obtenu (Moreno 2001 ; LeBaron 2013).

2.15.5. *Les expériences sur les effets de l'irradiation nasale par le radium*

Comme alternative à l'adénoïdectomie, des chercheurs de l'hôpital Johns Hopkins ont inséré des tiges de radium dans le nez de 582 écoliers de Baltimore (Maryland). Ces expériences, effectuées entre 1948 et 1954, ont été financées par le gouvernement fédéral (Farber 1996 ; Gordon 1996 ; Cherbonnier 1997). Des expériences similaires ont été réalisées sur plus de 7 000 membres de l'armée et de la marine américaines pendant la seconde guerre mondiale (Cherbonnier 1997). L'irradiation nasale au radium est devenue un traitement médical standard et a été utilisée chez plus de deux millions et demi d'Américains (Cherbonnier 1997).

2.15.6. *Les expériences d'injection de cortisol radioactif*

Dans une étude de 1967 publiée dans le *Journal of Clinical Investigation*, des femmes enceintes ont reçu une injection de cortisol radioactif pour voir s'il traverserait la barrière placentaire et affecterait les fœtus (Goliszek 2003).

3. *LES EXPÉRIMENTATIONS DE DIVERS TYPES DE CHIRURGIES*

3.1. Les expériences de Beaumont concernant la gastro-entérologie

En juin 1822 à Michigan, un jeune de 19 ans avait été blessé à bout portant par un fusil de chasse, le tir lui a enlevé une partie de la paroi abdominale et a laissé une perforation dans la paroi antérieure de l'estomac. Convoqué pour soigner la victime, William Beaumont (un chirurgien de l'armée américaine) n'a jamais scellé l'ouverture abdominale. Au contraire, il a profité de cet accident presque mortel pour effectuer des dizaines d'expériences ayant pour objectif d'étudier l'activité physiologique gastrique. « Un passage » a été maintenu pendant plus d'une année pour pouvoir observer les activités qui se produisent dans l'estomac de la victime. Beaumont croyait que la digestion était essentiellement un processus chimique effectué par des produits chimiques dans cet organe. Déterminé à prouver cette hypothèse, il recueille des échantillons de suc gastrique et les envoie pour analyse à plusieurs chimistes. Il a également expérimenté les effets de différents aliments sur l'estomac, constatant que les légumes étaient moins digestibles que d'autres aliments, que le lait coagulait avant le début de la digestion et que le suc gastrique froid n'avait aucun effet sur les aliments. En 1833, il a publié un livre intitulé *Experiments and Observations on the Gastric Juice and the Physiology of Digestion* (Osler 1902 ; Myers 1912 ; Editors of Encyclopaedia Britannica 2022).

3.2. Les expériences de J. Marion Sims en gynécologie

Selon l'Encyclopédie de l'Alabama, Sims est né en 1813 dans le comté de Lancaster, a obtenu son diplôme en 1835 du *Jefferson*

Medical College de Philadelphie et a ouvert un cabinet médical à Lancaster. Mais, suite à la mort de deux nourrissons sous son traitement, Sims a déménagé en Alabama et s'est installé dans le comté de Macon, où il a commencé à travailler comme médecin traitant des esclaves dans les plantations locales. Il a pratiqué la médecine en Alabama de 1835 à 1853 avant de déménager à New York (Brown 2017). En l'absence de tout consentement, Sims a utilisé dizaines de femmes noires asservies (réduites en esclavage) comme cobayes pour réaliser de multiples interventions chirurgicales expérimentales, sans anesthésie, dans l'objectif de traiter des problèmes vaginaux. Après avoir souffert de douleur inimaginable, beaucoup des victimes ont perdu la vie suite à des infections. Selon un article de Washington Post du 29 janvier 2006 (intitulé : *A 19th-Century Doctor*), une des victimes a dû subir 34 opérations expérimentales pour que Sims puisse perfectionner sa technique chirurgicale d'un prolapsus utérin.

Dans son autobiographie, Sims a écrit qu'il avait fait une proposition aux propriétaires de femmes nègres : « si vous me donnez telle ou telle pour une expérience, j'accepte de n'effectuer aucune expérience ou opération sur l'une d'elles pour mettre leur vie en danger et je ne facturerai pas un centime pour les garder, mais vous devez payer leurs impôts et les vêtir. Je les garderai à mes frais ». Il a écrit aussi : « C'était avant l'époque des anesthésiques (car selon lui, les femmes noires ne ressentent pas la douleur), les opérations étaient fastidieuses et difficiles et la pauvre fille, à genoux, supporta les opérations avec beaucoup d'héroïsme et de bravoure. J'avais environ une douzaine de médecins là-bas pour assister à la série d'expériences que je m'attendais à effectuer. Tous les médecins avaient souvent vu mes notes et les avaient examinées, et avaient convenu que j'étais à la veille d'une grande découverte, et chacun d'eux était intéressé à me voir opérer... »

« J'ai commencé avec beaucoup d'espoir et bien sûr, j'ai attendu avec impatience le résultat des opérations » disait-il. Ainsi, les pratiques de Sims ont tardivement soulevé des questions éthiques inquiétantes de types : était-il sincèrement préoccupé par le sort des femmes ou par sa propre gloire en tant qu'innovateur médical ? Était-il intéressé à soulager leurs souffrances ou à les réparer pour qu'elles puissent retourner travailler et produire des enfants pour leurs maîtres ? Qualifié de « répugnant, répréhensible et une tache noire dans l'histoire de la nation, l'académie de médecine de New York a réédité en 2017 sa déclaration appelant au retrait de sa statue du Central Park (Kaiser 1978 ; Ojanuga 1993 ; Brown 2017).

3.3. Les expériences de stérilisations chirurgicales de prisonniers

Pendant 27 ans (1913 - 1951), Leo Leonidas Stanley a été le chirurgien en chef de la prison d'état de San Quentin en Californie, où il a effectué une grande variété d'expériences chirurgicales (particulièrement eugénistes) et des stérilisations forcées sur des centaines de détenus, considérant les prisonniers non pas comme une population nécessitant un traitement humain et adapté mais comme une source inépuisable de cobayes de test. Un eugéniste de longue date, Stanley était contrarié dès son arrivée par le manque de ségrégation raciale parmi les détenus. « Les blancs, les noirs et les indiens se sont mélangés ici sans discernement », se plaint-il. Il s'est alors mis à apporter des changements immédiatement. Avant de procéder à ses expériences d'implants testiculaires, sa solution préférée était la stérilisation. En 1909, la Californie a adopté la première de plusieurs lois fondées sur l'eugénisme qui autorisaient la stérilisation forcée des détenus et des patients des hôpitaux psychiatriques considérés comme « inaptes » à la société. Stanley a dit un jour qu'il croyait qu'au moins 20 % des détenus étaient « faibles d'esprit » et a déploré qu'il ne puisse pas stériliser plus de détenus qu'il n'était légalement autorisé (Stanley et Wells 1940). Convaincu que le crime avait des causes biologiques, il a procédé à la stérilisation chirurgicale forcée des détenus dans un double objectif, contrôler la criminalité et empêcher les « inaptes » de se reproduire. Mais la panacée de Stanley était le remplacement des glandes, partant d'une fausse croyance que la greffe des testicules sur des hommes (et parfois des femmes) augmenterait la vitalité, inverserait le vieillissement et, bien sûr, rendrait virils les hommes impuissants. Il a ainsi expérimenté sur des prisonniers vivants âgés l'implantation de testicules provenant de bétail (béliers, boucs, cerfs et sangliers) ou prélevés chez des condamnés à mort récemment exécutés. Devant l'échec des greffes, Stanley a changé de procédure en réduisant les testicules du donneur en une suspension cellulaire qu'il injectait ensuite dans l'abdomen du receveur. Des expériences de vasectomies ont également été effectuées pour renforcer les performances sexuelles. Ainsi, en deux décennies, Stanley a stérilisé plus de 600 prisonniers et réalisé plus de 10 000 implants testiculaires dans l'enceinte de la prison (Hornblum 1998 ; Ethan 2009 ; Hornblum *et al.* 2013 ; Dowd 2022). Les journaux ont écrit sur les expériences de Stanley, mais le manque d'indignation est frappant. « Entrer au pénitencier de San Quentin dans le rôle de la fontaine de jouvence ; une institution où la direction du temps pourrait être inversée et les années reculées pour les hommes ayant une mentalité et une vitalité défaillantes et où le printemps est remis à l'état, l'ingéniosité au cerveau, la vigueur aux muscles et de l'ambition à l'esprit. Tout cela a été fait, est en train d'être fait... par un chirurgien avec un scalpel » a commenté ironiquement cette affaire l'introduction d'un rapport rose publié en novembre 1919 dans le *Washington Post*.

D'autre part, convaincu que les hommes peu attrayants étaient plus susceptibles de commettre des crimes, Stanley s'est également essayé à la chirurgie plastique en épinglant de grandes oreilles, refaisant des nez cassés, etc. Certains de ses travaux étaient si dramatiques que le directeur de San Quentin a décidé de prendre une nouvelle photo des prisonniers à leur libération. Aussi, pour Stanley c'est la maladie qui cause le crime. Il croyait que les meurtriers avaient probablement des thyroïdes surdéveloppées et que les faussaires avaient des glandes pituitaires sous-développées. Il a ainsi procédé à l'ablation de la thyroïde des hommes qui se comportaient mal en prison, affirmant que cela les rendait dociles (Dowd 2022).

3.4. Les expériences de changements du flux sanguin cérébral

En 1950, pour réaliser ces expériences, les chercheurs du *Cleveland City Hospital* ont extrait de grandes quantités de sang à travers des aiguilles insérées dans les veines jugulaires et les artères brachiales de personnes sous rachianesthésie, à leur insu et sans aucun consentement. La tension artérielle est ensuite mesurée après une perte massive de sang, causant une paralysie et un évanouissement des victimes. L'expérience a souvent été réalisée plusieurs fois sur le même sujet (Goliszek 2003). Aussi, des chercheurs du département de pédiatrie de l'université de Californie ont mené une série d'expériences sur 113 nouveau-nés (âgés d'une heure à trois jours) pour étudier les changements de la pression artérielle et du débit sanguin. Dans certaines études, les chercheurs ont inséré un cathéter dans les artères ombilicales des bébés et dans leurs aortes, puis ils ont immergé leurs pieds dans de l'eau glacée. Dans d'autres expérimentations, ils ont attaché 50 nouveau-nés à une planche de circoncision et les ont retournés de sorte que tout leur sang afflue à la tête. Les résultats de ces expériences ont été publiés dans la revue *Medical Pediatrics* (Goliszek 2003).

3.5. Les expériences de stimulation électrique cérébrale

En 1950, des médecins de la faculté de médecine de l'université de Tulane ont lancé un programme de recherche sur les conséquences de la stimulation cérébrale électrique. Ces expériences ont duré plus de trois décennies et ont concerné environ 100 patients atteints de schizophrénie et détenus dans le pénitencier de l'état de Louisiane. Initialement, les expériences de stimulation cérébrale électrique (financées par l'armée américaine) ont été utilisées pour traiter la schizophrénie, mais plus tard, elles ont été appliquées à une variété d'autres conditions. Par exemple, du LSD (*Lysergic acid diethylamide*) et de la bulbocapnine ont été administrés aux victimes et ensuite des électrodes ont été implantées dans la zone septale du cerveau pour la stimuler et effectuer des lectures d'électro-encéphalographie ; du méthylphénidate a été donné aux victimes pour voir son effet sur leur esprit, et diverses autres expériences (Lieberman *et al.* 1984 ; Lieberman *et al.* 1987 ; Jody *et al.* 1990, Robinson *et al.* 1991 ; Baumeister 2000 ; Mohr et Gordon 2001). Tardivement, les propriétés non éthiques de ces expériences ont attiré de vives critiques du public.

3.6. Les expériences d'induction de cloques cutanées chez les enfants

Un article de 1953 paru dans une revue médicale « *Clinical Science* » décrivait une expérience médicale au cours de laquelle des chercheurs ont intentionnellement induit la formation de cloques sur la peau de l'abdomen de 41 enfants, âgés de huit à quatorze ans, en utilisant une substance irritante : la cantharide (Ansell *et al.* 1953). L'étude a été réalisée pour déterminer dans quelle mesure cette substance endommage/irrite la peau des enfants. À la fin de l'expérience, la peau boursouflée des enfants a été retirée avec des ciseaux et tamponnée avec du peroxyde (Goliszek 2003).

3.7. Les expériences de xéno-transplantation

De nombreuses tentatives de transplantation expérimentale d'organes (sang, peau, reins, poumons, foie, testicules, et autres organes) d'animaux (primates non humains, chimpanzé, babouin, porc, etc.) chez des patients ont été menées au XXe siècle. Certaines de ces expériences ont été soutenues par le NIH. En 1963-1964, Reemtsma a expérimenté la transplantation de reins de chimpanzé chez 13 patients, qui ont toutes échoué. La première greffe cardiaque chez un humain utilisant un cœur de chimpanzé a été réalisée par Hardy en 1964. Tom Starzl a réalisé les premières xénogreffes à un humain de foie de chimpanzé en 1966 et de babouin en 1992. Les résultats étaient des échecs, similaires à ceux de Reemtsma (Taniguchi et Cooper 1997 ; Cooper et Lanza 2000 ; Deschamps *et al.* 2005 ; Cooper 2012).

3.8. Les expériences sur le système nerveux

Au cours des années 1940-1950, Dr Ewen Cameron avait effectué des expériences de « conduite psychique » et de « département mental ». Les patients ont été privés de sommeil, et soumis à des électrochocs massifs combinés à des drogues psycho-actives, telles que le LSD. Après ces traitements, les patients perdaient toutes activités (Ward 2015). Dans les années 1950, les expériences du Dr Cameron ont été parrainées par la CIA (voir plus loin : chapitre 5, paragraphe 6).

D'autres expériences de ce genre ont été effectuées au cours des années 1955 à 1960 à l'hôpital d'état de Sonoma (dans le nord de la Californie), qui hébergeait des enfants handicapés mentaux diagnostiqués avec une paralysie cérébrale ou des troubles moins graves. À l'époque, l'hôpital abritait 3 500 enfants aux besoins divers, des bébés nés avec des malformations mineures (comme une fente palatine ou un pied bot) aux enfants atteints d'épilepsie et du syndrome de Down. Tandis que les grands handicapés étaient parqués dans des chambres surpeuplées, les valides étaient mis au travail dans les laiteries et les vergers de l'institution. Au cours de cette période le gouvernement fédéral avait financé une étude qui a utilisé 1100 patients atteints de paralysie cérébrale de cette institution, sans aucun bénéfice thérapeutique directe pour eux et sans le consentement d'un adulte. Ces petits patients ont été utilisés comme cobayes pour réaliser des expérimentations douloureuses sur leur système nerveux, tel qu'un pneumo-encéphalogramme. Cette expérience consiste à injecter de l'air dans le cerveau à travers la moelle épinière avant de réaliser une série de clichés aux rayons X et des ponctions lombaires. Une revue (60 Minutes) a rapporté qu'au cours de ces cinq années d'expériences, le cerveau de chaque enfant atteint de paralysie cérébrale décédé à cet hôpital a été prélevé et étudié sans le consentement des parents (Leung 2009 ; Hornblum *et al.* 2013).

CHAPITRE 2

CAS "PRINCEPS" D'EXPÉRIMENTATIONS MÉDICALES INHUMAINES EN TEMPS DE PAIX

1. *L'IMMORALE EXPÉRIMENTATION DE TUSKEGEE*

1.1. Présentation

La syphilis est une maladie causée par une bactérie vivant exclusivement dans l'organisme humain et qui se transmet d'une personne à l'autre via des rapports sexuels. Cette maladie s'attaque aux systèmes neurologique et cardiovasculaire, ce qui peut endommager plusieurs organes (cœur, cerveau, moelle épinière, peau, yeux, etc.). Bien que certains malades ne connaissent pas de symptômes sévères, d'autres voient leur corps dévasté par la maladie. Dans ce cas, il est fréquent d'observer, entre autres, des arrêts cardiaques, des troubles mentaux, une cécité, une surdité et autres conséquences pathologiques. Les attaques de la maladie sur les vaisseaux sanguins et le cœur peuvent provoquer une rupture d'anévrisme, entraînant ainsi une mort subite du malade (Hazen1914 ; Radolf *et al.* 2015 ; Hosein 2019).

La tristement célèbre étude de Tuskegee sur la syphilis est une expérimentation où des hommes noirs atteints de syphilis étaient observés, mais délibérément non traités. Elle a été menée entre 1932 et 1972 par le service de santé publique (*Public Health Service* : PHS) des États-Unis en collaboration avec des agences de santé publique de l'Alabama et l'université Tuskegee, États-Unis (Moore *et al.* 1932 ; Jones 1993 ; CDC 2021). Elle avait pour but de collecter des données sur les effets de la syphilis lorsqu'elle n'est pas traitée. Les expérimentateurs étaient intéressés de savoir comment la maladie évoluerait dans le temps et d'observer comment le corps des victimes non soignées se dégraderait à cause de la maladie (Vonderlehr *et al.* 1936 a et b ; Berche et Lefrere 2010 ; CDC 2021). C'était une expérience clinique « non éthique », réalisée sans en informer les victimes (les patients), sous couvert d'une prise en charge médicale par le gouvernement américain. Ainsi, pendant quarante ans les « médecins » (je ne sais pas si on peut les qualifier ainsi) de ce service de santé publique des États-Unis n'avaient pas délibérément soigné les patients atteints de la syphilis. Ils se sont contentés de les observer et de noter les effets de la maladie sur la dégradation de leur santé. Les victimes n'ont pas été informées qu'elles étaient syphilitiques, qu'elles ne seraient jamais traitées contre cette maladie et qu'elles n'allaient pas recevoir de traitement à base de pénicilline, bien que cet antibiotique ait prouvé son efficacité dans le traitement de cette pathologie infectieuse. L'expérience s'est poursuivie pendant environ 30 ans après la découverte de la pénicilline en 1947, et même des traitements moins efficaces, mais capables de soulager la souffrance des patients, étaient disponibles au début de l'expérience (Vonderlehr *et al.* 1936a et b ; Olansky *et al.* 1956 ; Benedek et Erlen 1999).

Les « cobayes humains » de cette expérimentation étaient des hommes afro-américains résidant dans les zones rurales autour du Comté de Macon, dont le chef-lieu se nomme Tuskegee. Le nombre des victimes s'élevait à 623. Elles étaient pour la plupart très pauvres, peu instruites, travaillaient dur dans des conditions économiques pénibles et avaient tendance par habitude à se soumettre aux figures d'autorité et aux porteurs d'uniformes (policiers, médecins, infirmiers, etc.). Plus de la moitié des hommes choisis (399 personnes) étaient, sans le savoir, atteints de la syphilis et les autres formaient le groupe de contrôle (Rockwell *et al.* 1964 ; L'Obs 2009 ; Fenster 2011). Pour les convaincre à participer à l'étude, le service américain de la santé publique leur a promis la gratuité des soins médicaux, des repas et une assurance funéraire gratuite. En réalité, cette allocation d'inhumation a été ajoutée pour permettre aux responsables de l'étude d'obtenir plus facilement des autopsies sans consentement. En plus, le service américain de la santé les a trompés en leur faisait croire qu'il leur prodiguait des soins et les traitait pour « mauvais sang » (un langage familier qui décrivait, à l'époque, diverses conditions, telles que la syphilis, l'anémie et la fatigue, etc.), alors qu'en réalité ils ne recevaient qu'un placebo. Les victimes ne savaient pas, non plus, que l'un des « traitements » douloureux qui leur étaient administrés (une ponction lombaire) était en fait un test de diagnostic pour voir si la syphilis avait atteint leur système nerveux (le liquide céphalorachidien). Aussi, on leur a dit que l'étude ne durerait que six mois, mais elle a, en réalité, duré quarante ans.

Après l'arrêt du financement de ce projet, l'étude s'est poursuivie, sous la direction de nombreux superviseurs du service de la santé publique des États-Unis, jusqu'en 1972. Ainsi, pendant tout ce temps, les autorités chargées de cette étude ont délibérément privé de traitement ces victimes souffrantes qui ignoraient tout de la conspiration. Par conséquent, 28 victimes sont mortes de la syphilis, 100 autres sont décédées de complications liées à cette pathologie, beaucoup sont devenues aveugles ou folles, au moins 40 femmes ont contracté la maladie et 19 enfants sont nés avec la syphilis congénitale (Peters *et al.* 1955 ; Brandt 1978). Ces faits sont horribles, mais le fait le plus troublant et le plus dérangeant est que le CDC a voté en 1969 pour continuer cette expérience non éthique. C'était 22 ans après la mise en place du Code de Nuremberg, un ensemble de principes pour une recherche éthique sur des sujets humains, qui a été établi en réponse au traitement horrible des prisonniers des camps de concentration par les nazis pendant la seconde guerre mondiale. Ainsi, plus de deux décennies après que les médecins américains aient condamné les actions des médecins nazis pour leur expérimentation humaine, ils pensaient toujours qu'il était éthiquement acceptable d'expérimenter sur des hommes noirs en Amérique, sans leur consentement et en leur faisant volontairement du mal, bien que le Code de Nuremberg stipule littéralement que le consentement volontaire du sujet humain est absolument essentiel et il interdit les expériences qui causent des dommages inutiles.

Précédant et se poursuivant au-delà de celles du Guatemala, ces expériences sont considérées comme étant « l'étude la plus infâme de l'histoire de la recherche biomédicale américaine ». D'ailleurs, il s'est avéré que l'un des bourreaux clefs qui ont participé à ces expériences avait déjà participé aux expériences guatémaltèques. Tuskegee est l'un de nombreux exemples où l'establishment de la recherche médicale à prédominance blanche avait utilisé des noirs afro-américains comme des « cobayes humains ». Il a été légitimement condamné comme étant manifestement raciste. Cette publicité négative a été interprétée comme ayant accru une suspicion répandue chez les Afro-Américains à l'égard de la profession médicale, et en particulier de la recherche médicale subventionnée par le gouvernement. Les difficultés à faire face à la crise actuelle du VIH/SIDA parmi cette population ont été considérées comme une conséquence majeure de ce manque de confiance (Thomas et Quinn 1991). Outre leur caractère raciste, ces expériences ahurissantes ont permis de souligner une injustice raciale perpétrée par le gouvernement fédéral, présumé moins raciste que les gouvernements des états ségrégationnistes du sud. D'ailleurs durant la période à laquelle ces travaux ont eu lieu, la vie des noirs avait peu de valeur aux yeux de la majorité blanche dans l'Alabama, où le lynchage était monnaie courante (Jordan 1969 ; Brandt 1978).

1.2. Révélation et investigation

La vérité sur l'expérience de Tuskegee sur la syphilis a été révélée en 1972 par un dénonciateur, à travers une fuite dans la presse. L'histoire a éclaté dans les médias grand public le 26 juillet 1972 grâce à un article de l'*Associated Press* de Jean Heller, paru dans le New York Times et le Washington Post (Heller 1972). Heller avait été informé par un dénonciateur du nom de Peter Buxton, un enquêteur du service de santé publique qui avait découvert l'expérience qui l'a consterné. Il a commencé par écrire une lettre au CDC, qui a répondu que l'étude était bonne. N'était pas d'accord avec cette réponse, Buxton s'est alors adressé à la presse. Sous la pression de l'opinion publique, le gouvernement a créé un groupe consultatif *ad hoc* pour examiner l'étude, qu'il a déclaré « éthiquement injustifiée » en octobre 1972. Finalement, le projet d'étude a été résilié, l'expérience a été officiellement terminée en novembre 1972 et un procès a été intenté.

Le 27 juillet 1972, M. Pollard, l'un des cobayes de l'étude de Tuskegee, s'est présenté chez Fred Gray, avocat des droits civiques, prédicateur et activiste politique noir exerçant dans l'Alabama, qui a accepté de le représenter dans une action en justice intentée contre le gouvernement et les autorités légalement responsables. Les investigations des accusateurs ont prouvé notamment que le gouvernement fédéral était impliqué dans la forfaiture, que le service de santé publique empêchait les victimes d'être traitées par les cliniques de santé publique ou d'autres institutions susceptibles de leur procurer les soins appropriés, que les médecins et infirmiers procuraient aux syphilitiques de grandes quantités d'antalgiques, tels que l'aspirine ou la codéine, afin de les pousser à rester dans le programme, sachant que les patients croyaient qu'il s'agissait de traitements appropriés à leurs souffrances. Les investigations ont aussi démontré que les médecins poursuivaient leur expérience en dépit du fait que les rapports médicaux indiquaient sans équivoque une mortalité plus rapide et des taux plus élevés de morbidité cardiaque chez les syphilitiques non traités (Bonnet et Robert 2009 ; L'Obs 2009 ; Berche et Lefrere 2010 ; Fenster 2011 ; CDC 2021).

L'étude Tuskegee est peut-être l'un des exemples les plus notoires d'abus dans la recherche médicale aux États-Unis. Il est significatif que le projet n'ait pris fin que plus de vingt-cinq ans après l'adoption du Code de Nuremberg de 1948, dont le premier article établit le principe selon lequel les sujets humains ne doivent pas être expérimentés sans leur consentement. Le caractère horrible de cette étude et la découverte d'innombrables autres abus graves ont soulevé des inquiétudes constantes concernant le respect de l'éthique dans la conduite de la recherche médicale et scientifique et ont suggéré la nécessité d'accorder une attention supplémentaire à la protection des sujets enroulés, tout particulièrement les vulnérables et les institutionnalisés. D'où des changements majeurs dans la législation et la réglementation américaines sur la protection des participants aux études cliniques (Benedek et Erlen 1999 ; Hermann 2001 ; Schmidt 2003 ; White 2003 ; Jones 2006). Il a abouti au rapport Belmont de 1979 (*The National Commission for the Protection of Human Subjects of Biomedical and Behavioral Research* 1978) et à la création du bureau pour la protection des sujets humains de la recherche (OHRP : *Office for Human Research Protections*). Cela a également conduit à des lois et règlements fédéraux exigeant des commissions de révision institutionnelle pour la protection des sujets humains impliqués dans les études cliniques. Maintenant, les études nécessitent un consentement éclairé, la communication du diagnostic et la déclaration précise des résultats des tests.

En 1973, le Congrès américain a tenu des audiences sur les expériences de Tuskegee, et l'année suivante, les participants survivants de l'étude, ainsi que les héritiers de ceux qui sont décédés, ont reçu un règlement à l'amiable de 10 millions de dollars. De plus, de nouvelles directives ont été publiées pour protéger les sujets humains dans les projets de recherche financés par le gouvernement américain. En 1997 et lors d'une cérémonie à la Maison-Blanche, le président Bill Clinton a présenté officiellement des excuses au nom des États-Unis auprès des victimes de ces expériences, en partie pour favoriser la guérison raciale.

« Les personnes qui ont dirigé l'étude honteuse et raciste à Tuskegee ont diminué la stature de l'homme en abandonnant les préceptes éthiques les plus élémentaires. Ils ont oublié leur engagement de guérir et de réparer. Ils avaient le pouvoir de guérir les souffrants et tous les autres et ils ne l'ont pas fait. Le gouvernement des États-Unis a fait quelque chose de mal, profondément, profondément, moralement mal... Aujourd'hui, tout ce que nous pouvons faire, c'est nous excuser... réparer notre nation, mais c'est en se souvenant de ce passé que nous pouvons construire un meilleur présent et un meilleur avenir » a déclaré Bill Clinton (Landau 2010 ; Nix 2020).

2. *LES HORRIBLES EXPÉRIENCES GUATÉMALTÈQUES*

2.1. Introduction

Les maladies sexuellement transmissibles (essentiellement gonorrhée et syphilis) ont toujours affecté le grand public. Mais, elles sont surtout une perte de main-d'œuvre pour l'armée américaine, particulièrement durant les périodes de grandes guerres. Selon une correspondance gouvernementale de 1943, les nouvelles infections par la gonorrhée font perdre à l'armée sept millions de journées de travail par an, ce qui équivaudrait à mettre hors d'usage toute l'armée de deux divisions blindées complètes ou de dix porte-avions. Le coût du traitement de ces infections était très élevé et le traitement le plus utilisé était peu étudié et souvent inefficace. Compte tenu de ces circonstances, les chercheurs du gouvernement ont décidé qu'ils devaient tester un médicament prophylactique. Le seul problème était que les tests prophylactiques nécessitent l'inoculation des agents infectieux à des sujets humains non exposés auparavant. Le sous-comité sur les maladies vénériennes du Conseil national de recherches avait convenu qu'il était scientifiquement important de faire ce genre de tests, d'où la décision de les effectuer. Initialement, ces expériences ont été réalisées sur des prisonniers de Terre Haute (une prison fédérale de l'Indiana). Ces derniers ont été exposés aux bactéries responsables de la gonorrhée, puis un agent prophylactique potentiel leur a été donné pour « probablement » empêcher le développement de la maladie. Le projet était financé par le gouvernement américain et dirigé par le Dr John F. Mahoney (chef adjoint du laboratoire de recherche sur les maladies vénériennes du service de santé publique à Washington) en collaboration avec le Dr John Charles Cutler (un nouveau membre du service de la santé publique). Mais après dix mois, les expérimentateurs ont réalisé que leur plan ne fonctionnait pas. Ils ont alors décidé de modifier le protocole et de réaliser leurs horreurs sur un nombre plus grand et plus varié de cobayes humains. En raison de l'influence militaire et politique américaine et de la pauvreté du pays, le Guatemala était la cible de choix, d'où la naissance des expériences guatémaltèques qui ont été menées de 1946 à 1948 sous la direction du Dr John Cutler (Reverby 2012 ; Subramanian 2017 a et b).

2.2. Présentation des expériences guatémaltèques

Ce sont des expériences humaines, immorales et contraires à l'éthique, sur les maladies sexuellement transmissibles (syphilis, gonorrhée et chancre mou) menées par des chercheurs américains au Guatemala de 1946 à 1948. L'étude a été parrainée par le service de santé publique, les instituts nationaux de la santé, le bureau sanitaire panaméricain de la santé (maintenant l'organisation panaméricaine de la santé de l'Organisation mondiale de la Santé) et le gouvernement guatémaltèque. L'équipe était dirigée par John Charles Cutler, qui a ensuite participé aux expériences de Tuskegee sur la syphilis. Les expérimentateurs du gouvernement américain ont délibérément infecté des centaines d'hommes et femmes guatémaltèques, à leur insu, par les agents de la gonorrhée et/ou de la syphilis et les ont observés souffrir à mort, dans une obsession et infâme ambition déclarée d'étudier, prévenir et/ou guérir ces maladies sexuellement transmissibles en testant l'efficacité thérapeutique de la pénicilline (alors relativement nouvelle). Mais, la réalité est que les intentions des expérimentateurs allaient au-delà cet objectif. Ils espéraient également que leurs travaux conduiraient à de meilleurs tests sanguins et stratégies de dosage des antibiotiques.

Au total, plus de 5128 victimes guatémaltèques vulnérables (prostituées, prisonniers, enfants orphelins, épileptiques et malades mentaux de l'hôpital national de la santé mentale, Indiens du

Guatemala, malades de la lèpre) ont été utilisées comme cobayes humains, dont 1 308 ont été délibérément exposées à la syphilis, gonorrhée et chancre mou et les autres ont subi des tests sérologiques (Rodriguez et García 2013). Plusieurs membres de l'armée guatémaltèque (des soldats) ont été aussi secrètement et intentionnellement infectés par la gonorrhée. Pour propager l'infection, les expérimentateurs ont utilisé des prostituées, puis des inoculations directes dans les organes génitaux (des hommes et femmes), les avant-bras, les visages légèrement abrasés et dans quelques cas par des injections vertébrales. Toutes les victimes ont été maltraitées et considérées comme moins que rien. Les « chercheurs » ont jeté leur humanité et ont mis l'avancement de leur propre carrière médicale loin devant la décence humaine (Reverby 2011).

Avant de tester un produit prophylactique, les « bourreaux » expérimentateurs devaient d'abord montrer qu'ils pouvaient reproduire expérimentalement l'infection chez les patients. Ainsi, ils ont alors exposé les organes sexuels (à la surface et/ou par inoculation profonde dans l'urètre) de certaines victimes à plusieurs concentrations de plusieurs souches de bactéries responsables de la gonorrhée. En plus, dans la mauvaise intention de faciliter la transmission et la propagation naturelle de la gonorrhée, Cutler s'est tourné vers les prostitués en les infectant, à leur insu, et en les encourageant à avoir de rapport sexuel avec les hommes qu'il voulait étudier, d'abord les prisonniers puis les soldats de l'armée. Les soldats n'ont jamais été informés que cela faisait partie d'une expérience médicale. Pour infecter les prostituées, Cutler humectait un coton-tige contenant du pus porteur de la bactérie puis il l'insérait vigoureusement dans leurs parties génitales, en leur faisant croire que c'était un traitement préventif. Les femmes devaient ensuite avoir des relations sexuelles avec plusieurs hommes d'affilée. Ainsi, les taux d'infection ont rapidement augmenté. Et étant donné que le cynisme de ces expérimentateurs n'a pas de limite, les méthodes de recherche de Cutler sont devenues plus extrêmes. Il a étendu son travail aux détenus des pénitenciers et aux pensionnaires du seul hôpital psychiatrique du pays.

Cutler a co-infecté certaines de ces victimes avec les bactéries de la gonorrhée et la syphilis. Il a fait avaler aux femmes des solutions syphilitiques. D'autres patientes atteintes de la syphilis ont été infectées par la gonorrhée dans leurs yeux et ailleurs, juste pour la curiosité de voir l'impact d'une infection supplémentaire. En voulant savoir si une nouvelle infection pourrait aider à guérir l'épilepsie, il a injecté, à l'arrière du crâne (une procédure risquée), les bactéries de la syphilis à sept femmes atteintes d'épilepsie. D'autres victimes ont reçu des injections de pus infecté au niveau de leur moelle épinière. Toutes ces victimes ont développé une méningite bactérienne mortelle. Inhabituellement immoral, Cutler a aussi décidé de réinfecter une femme mourante par l'agent de la syphilis.

Dans ce cas particulièrement horrible, une patiente de l'hôpital psychiatrique (nommée Berta, dont l'âge et la maladie qui l'a amenée à l'hôpital sont inconnus) a reçu en février 1948, une injection de syphilis dans son bras gauche. Un mois plus tard, elle a développé la gale (une infection de la peau causée par un acarien et qui cause une importante démangeaison). Plusieurs semaines après, Cutler a écrit dans ses notes de recherche : « qu'elle avait également développé des bosses rouges autour du site d'injection, des lésions sur ses bras et ses jambes et que sa peau commençait à se dégrader..., et qu'elle allait vraisemblablement mourir ». Le même jour, il a mis du pus gonorrhéique d'un autre homme dans les deux yeux de Berta, ainsi que dans son urètre et son rectum. Il l'a également réinfectée avec la syphilis. Plusieurs jours plus tard, les yeux de Berta étaient remplis de pus provenant de la gonorrhée et elle saignait de son urètre. Le 27 août, Berta est décédée dans la souffrance (*Presidential Commission for the Study of Bioethical Issues* 2011 ; Rodriguez et García 2013).

En conséquence de ces atrocités, 83 personnes sont mortes dans la souffrance et les survivants ont dû apprendre à vivre avec une douleur et une souffrance à vie. Les Américains sont partis sans les soigner et depuis presque 70 ans les victimes (survivantes et/ou leurs descendants infectés) sont toujours en attente d'une reconnaissance, de l'aide et d'une prise en charge thérapeutique digne (Subramanian 2017 a et b ; Thibert 2021). En même temps, Cutler a continué à mener une carrière réussie, même si elle a finalement été assombrie. Il a occupé divers postes et il est ensuite devenu un chercheur principal dans les expériences sur la syphilis à Tuskegee et l'un de leurs défenseurs les plus loyaux. Il est finalement promu doyen intérimaire de la *Graduate School of Public Health* de l'université de Pittsburgh. À sa mort en 2003, ses papiers ont été remis aux archives de l'école. Le professeur Susan Reverby les a trouvés la même année.

2.3. Au hasard de la recherche documentaire, une infâme découverte

Ces monstruosités ont été cachées pendant des décennies. Elles ont été découvertes par un pur hasard en 2003 par une historienne médicale, professeur Susan Reverby du *Wellesley College*, Massachusetts. En effectuant des recherches en Pennsylvanie pour son livre intitulé : « *Examining Tuskegee* » sur la tristement célèbre étude de Tuskegee sur la syphilis, Reverby s'est aventurée dans les archives de l'université de Pittsburgh, situées dans une ancienne zone industrielle de la ville. Elle était là pour examiner les dossiers du Dr Thomas Parran Jr qui avait été chirurgien général avant et pendant l'étude de Tuskegee et ensuite le doyen de la même école à l'université de Pittsburgh, un poste que Cutler avait également brièvement occupé. En examinant des fichiers moisis dans les archives de Pennsylvanie, Reverby a fait une découverte déchirante : elle est tombée sur des fichiers appartenant au chercheur décédé John C. Cutler, qui avait été impliqué dans les dernières années du projet Tuskegee. Reverby savait que Cutler avait été impliqué lui aussi dans les expériences inhumaines de Tuskegee dans les années 1950. Elle disait : « Je m'attendais à trouver quelque chose sur Tuskegee », il n'y avait rien. Ce qu'il a laissé, ce sont ses documents sur ses expériences guatémaltèques. C'est tout ce qu'il a laissé derrière lui. Plus je lisais, plus l'histoire tournait de façon ignoble. *I was just completely blown away, I was floored* », disait Reverby dans une interview. Le rapport final sur ces expériences a été caché dans les papiers de Cutler, avec des photos prises par sa femme, elle-même une ancienne élève de Wellesley. Cette découverte a dévoilé les atrocités inimaginables et les horreurs sans limites qu'un individu (je ne peux pas utiliser le qualificatif « humain ») peut commettre.

Après avoir terminé certains documents de recherche décrivant ces expériences, Reverby a transmis ses conclusions, ainsi que les documents originaux, à un ancien directeur (Dr David Sencer) des centres de contrôle et de prévention des maladies (CDC) des États-Unis, qui l'avait aidée dans son livre sur Tuskegee. De là, les révélations ont fait leur chemin dans la chaîne de commandement jusqu'à la Maison-Blanche. Les responsables du gouvernement américain ont été stupéfaits par le contenu des documents et les CDC ont commencé leur propre revue des articles de Cutler (Reverby 2000). Le comble est que ces expériences insensées, qui sont considérées comme l'un des épisodes les plus sombres de la recherche médicale dans l'histoire américaine, étaient programmées et financées par le gouvernement américain de l'époque. En plus, le projet était coparrainé par le service de santé publique des États-Unis, le NIH, le bureau sanitaire panaméricain (maintenant l'OPS : Organisation Panaméricaine de la Santé) et le gouvernement guatémaltèque (complice, contraint ou trompé). Dans le résumé d'un article publié dans le *Journal of Policy History*, Reverby écrivait que le service de santé publique s'est lancé dans les expériences guatémaltèques alors même qu'il poursuivait des études de même nature à Tuskegee. Ironie de l'histoire et des comportements de certains États ou de certaines civilisations est que ces expériences américaines se sont déroulées simultanément avec les procès des médecins nazis à Nuremberg, en Allemagne, conduits en particulier par les Américains eux-mêmes.

2.4. Commission d'enquête et excuse présidentielle

Depuis leur découverte en 2003 par Reverby, ces expérimentations contraires à l'éthique n'ont été divulguées publiquement qu'au début de mois d'octobre 2010, lorsque le président Barack Obama et deux secrétaires du Cabinet se sont excusés auprès du gouvernement et du peuple guatémaltèques et se sont engagés à ne jamais répéter les erreurs du passé ; une époque où il n'était pas rare que les médecins expérimentent sur des patients sans leur consentement. Obama a également ordonné à sa commission de bioéthique d'examiner les expériences effectuées au Guatemala. Lorsque cette commission présidentielle a achevé son rapport sur ces expériences en septembre 2011, elle les a désignées comme étant « éthiquement impossibles » et elle a qualifié leur caractère d'inadmissible même pour les règles d'éthiques de ce temps-là. Le rapport a reconnu l'incapacité des États-Unis à confirmer que toutes les recherches financées par le gouvernement fédéral offrent aujourd'hui des protections optimales contre les préjudices évitables et les traitements contraires à l'éthique. Il recommandait également des réformes, dont aucune n'a encore été mise en œuvre. Aucune mention de réparation ou d'indemnisation pour les victimes n'a été faite dans les rapports. En outre, peu de choses ont été dites sur les violations des droits de l'homme, qui, considérées conjointement avec l'éthique médicale, devraient assurer une protection aux populations vulnérables (Peel 2005 ; *Presidential Commission for the Study of Bioethical Issues* 2011). Le texte d'excuse du gouvernement disait : « Bien que ces événements aient eu lieu il y a plus de soixante-quatre ans, nous sommes scandalisés que de telles recherches répréhensibles aient pu se produire sous prétexte de santé publique, nous regrettons profondément que cela se produise et nous nous excusons auprès de toutes les personnes concernées » (McGreal 2010 ; Stein 2010).

En revanche, le gouvernement guatémaltèque a publié un rapport distinct, intitulé : « *Consentir el Daño : Experimentos Médicos de Estados Unidos en Guatemala* (*To Agree to the Harm : Medical Experiments by the United States in Guatemala*) », qui allait au-delà des rapports américains pour déclarer que les expériences étaient un crime contre l'humanité et que le racisme et la discrimination étaient présents tout au long des expériences de manière explicite et consciente. Ce rapport appelait à des réparations et à une indemnisation pour les victimes. En outre, deux rapports indépendants, rédigés par les Nations Unies et l'Église catholique sur les violations des droits humains et le génocide au Guatemala des années 1950 aux années 1990, renforcent les déclarations de la commission guatémaltèque concernant la discrimination, les réparations et les droits humains et soulignent les faiblesses des rapports américains. Il y a peu d'indices prouvant que le gouvernement américain, la communauté de la santé publique, les publications universitaires ou les médias aient reconnu le rapport guatémaltèque (Rodriguez et García 2013).

2.5. Les victimes face au principe de « l'immunité souveraine américaine »

Avant même la publication du rapport guatémaltèque, les avocats avaient commencé à se mobiliser pour demander une indemnisation aux victimes de ces expériences reconnues par les Américains eux-mêmes comme étant inadmissibles et éthiquement impossibles. En mars 2011, le gouvernement américain a été frappé d'un recours collectif intenté au nom des familles guatémaltèques touchées par ces expériences. Il a blâmé les fonctionnaires du service de santé publique des États-Unis et du bureau sanitaire panaméricain (l'actuel OPS) pour avoir soumis les gens à des expériences sans leur consentement. Les victimes handicapées demandaient des dommages et des moyens leur permettant de subvenir à leurs besoins et de l'argent pour un traitement médical. Car elles vivaient dans une pauvreté extrême. Mais, l'affaire a rapidement été rejetée en vertu d'un principe américain appelé « immunité souveraine ». Cette barrière juridique permet essentiellement aux États-Unis de déclarer qu'ils ne se laisseront pas poursuivre par un gouvernement étranger. L'immunité souveraine existe pour protéger le portefeuille du public, elle empêche que les États-Unis soient l'objet de poursuites politisées, par exemple pour contester sa politique étrangère ; la loi du plus fort en quelque sorte... Ainsi, à l'étranger, les États-Unis peuvent faire ce qu'ils veulent (incriminer, enlever, emprisonner, séquestrer, interroger, martyriser, torturer, bombarder, tuer, occuper, coloniser, renverser des gouvernements légitimes, etc.) et enfreindre toutes les valeurs morales et toutes autres règles tout en restant intouchables et personne ne peut leur demander des comptes. Ne dit-on pas souvent que la loi ne s'applique qu'aux les faibles ?!

En avril 2015, un deuxième procès a été intenté contre des entités privées ayant des rôles variés dans ces recherches, à savoir l'université Johns Hopkins, la Fondation Rockefeller et la société pharmaceutique Bristol-Myers Squibb. La plainte a été déposée en vertu d'une loi (*Alien Tort Statute* ou Statut de la responsabilité délictuelle extraterritoriale) en vertu de laquelle les étrangers peuvent porter plainte devant un tribunal fédéral pour des violations présumées du droit international. Ce cas est en cours. Le juge fédéral a déjà déclaré lors des audiences que la recherche était odieuse et violait les normes d'éthiques. Le dossier que les procureurs sont en train d'élaborer affirme que ces institutions privées étaient au centre de la recherche ou, tout au moins, conscientes de la situation. Il affirme que : « de 1945 à 1956, des médecins, chercheurs et autres employés et agents de Johns Hopkins, de la Fondation Rockefeller et de Bristol-Myers Squibb ont conçu, développé, approuvé, encouragé, dirigé, supervisé, aidé et encouragé des expériences non consensuelles et non thérapeutiques sur des sujets humains au Guatemala ». Le dossier prouve que des professeurs comme des leaders de Johns Hopkins ont été profondément impliqués dans la conception des expériences. Ces hommes, qui ont maintenant leurs noms sur les bâtiments des campus de Johns Hopkins, ont conçu, développé, dirigé, supervisé, mis en œuvre, aidé et encouragé les expériences au Guatemala. La plainte déclare que Parran, qui était à la fois membre et administrateur de la fondation Rockefeller à l'époque, a engagé la Fondation Rockefeller et son personnel et ses ressources dans les expériences au Guatemala. Selon la plainte : « La société Bristol-Myers Squibb avait un intérêt dans les expériences en raison de combien il serait moins cher de tester l'efficacité de la pénicilline au Guatemala. La plainte dit que ces sociétés ont mis leurs intérêts et les gains financiers au-dessus de la vie et du bien-être des cobayes humains guatémaltèques et de leurs partenaires sexuels, épouses, enfants et petits-enfants ». Francis Collins, le directeur de NIH, a qualifié les études de Tuskegee et du Guatemala de « chapitre sombre de l'histoire de la médecine » (Landau 2010).

3. *LES SCANDALEUSES EXPÉRIENCES SUR LES ÉCOLIERS DE FERNALD*

3.1. Le contexte historique

Au début du XXe siècle, les responsables de la santé des États-Unis ont utilisé des tests de QI (Quotient Intellectuel) pour identifier les enfants « faibles d'esprit » et les forcer à entrer dans des institutions où ils se sont vu refuser l'éducation, ont été stérilisés, drogués et maltraités. Dans le cadre de programmes qui se sont poursuivis jusqu'aux années soixante-dix, plus de 250 000 enfants ont été séparés de leurs familles, bien que beaucoup d'entre eux n'étaient pas du tout attardés, mais simplement des enfants pauvres, orphelins, non désirés, élèves absents ou des délinquants sans instruction et sans endroit où aller. Ils ont été entreposés, dans des conditions qui ne peuvent être décrites que comme indicibles, dans des institutions (comme la *Fernald School*) par les gouvernements des États, et le gouvernement fédéral n'a rien fait pour l'arrêter. Dans son livre « *The State Boys Rebellion* », le journaliste Michael D'Antonio (lauréat du prix Pulitzer) a mis un peu de lumière sur la vérité choquante de l'ère eugénique américaine et a décrit une partie de l'incroyable histoire d'un groupe de garçons qui ont survécu à l'un des épisodes les plus sombres et les moins connus de l'histoire proche de ce pays (Leung 2004 ; D'Antonio 2005). En effet, les enfants ainsi institutionnalisés ont été délibérément utilisés comme cobayes faciles pour réaliser, à leur insu et de manière non consensuelle, différents types d'expériences immorales et non éthiques ; telles que les expériences qu'ont subis, à partir de la fin des années 1940, les garçons détenus à la *Fernald State School* (Massachusetts). Cette école et d'autres du même genre faisaient partie d'un mouvement américain populaire au début du XXe siècle appelé le mouvement eugénique. À l'époque, les écoles utilisaient régulièrement les enfants institutionnalisés dans différents tests. Ceux qui sont classés comme faibles d'esprit recevaient un aller simple pour Fernald ou pour l'une des plus de 100 institutions similaires. « Idiot, imbécile et crétin étaient tous des termes médicaux. Ils étaient utilisés pour définir divers niveaux de retard ou d'invalidité. Le crétin a été inventé pour décrire des enfants qui étaient presque normaux, j'estimerais qu'au moins 50 % fonctionneraient bien dans le monde d'aujourd'hui », expliquait D'Antonio (Leung 2004 ; D'Antonio 2005). (Voir plus loin le paragraphe intitulé : La médecine au service de l'eugénisme).

3.2. Les expériences menées sur les écoliers de Fernald

À la fin des années 1940 et au début des années 1950, *Quaker Oats Company* était au milieu d'une bataille rangée avec la crème de blé pour la part de marché des céréales chaudes pour petit-déjeuner et craignait que leur avoine n'empêche l'absorption du fer (contrairement à la farine). Afin d'étudier l'hypothèse de l'inhibition de l'absorption intestinale du fer et du calcium par la farine d'avoine, Quaker a collaboré, en 1949, avec le *Massachusetts Institute of Technology* (MIT) et la commission de l'énergie atomique (AEC) afin de mélanger le contenu de leurs produits nutritionnels avec des traceurs radioactifs et de le faire ingérer à 74 garçons, âgés de dix à dix-sept ans, qui résidaient dans la *Fernald State School*. Cette école (à l'origine appelée : *The Massachusetts School for the Feeble-Minded*) est la plus ancienne institution de son genre dans le pays. À son apogée, quelque 2 500 personnes y étaient confinées, pour la plupart des enfants. Tous étaient étiquetés faibles d'esprit, qu'ils le soient ou non (Leung 2004 ; Boissoneault 2017). À l'époque, les garçons utilisés comme cobayes ne savaient rien de ces expériences, ils n'ont découvert toute l'histoire de leurs céréales contaminées que plus de quatre décennies plus tard, vers 1993. Le seul consentement obtenu était celui du directeur de l'établissement. À leur insu, les victimes ont subi trois expériences différentes sous la supervision du professeur Robert Harris, spécialiste en nutrition à l'IMT. Ainsi, les enfants victimes ont été nourries avec de la farine d'avoine et du lait mêlé, respectivement avec du fer et du calcium radioactif. Dans une autre expérience, du calcium radioactif leur a été directement injecté. Les expérimentateurs ont incité les garçons à participer en leur disant qu'ils rejoindraient un « club scientifique » spécial. Ironiquement, l'une des publicités de Quaker de l'époque proclamait avec audace « Mangez de l'avoine Quaker pour l'énergie ! ». Ces expériences non éthiques interpellent sérieusement notre conscience. Comment peut-on imaginer qu'une école publique, sensée protéger et veiller sur les intérêts et le bien-être de petits enfants particulièrement vulnérables et n'ayant ni parents ni tuteurs, avait autorisé leur utilisation sans aucun souci en tant cobayes dans différentes expériences préjudiciables à leur santé présente et future (Vaishnav 1994 ; Goliszek 2003 ; Leung 2004 ; D'Antonio 2005 ; LeBaron 2013) ?!!!

Les raisons pour lesquelles les chercheurs et les médecins ont privilégié l'école Fernald comme lieu de mise en œuvre de leurs divers projets expérimentaux, étaient : sa « population idéale » d'enfants captifs, sa proximité de la communauté de recherche scientifique à une vingtaine de kilomètres à peine de Boston et la diversité et la grande variété des maladies chez ses écoliers ; de sorte que de nombreux chercheurs ont commencé à qualifier l'école le « zoo ». En conséquence, de nombreuses autres expériences scientifiques ont été organisées à l'école de Fernald pendant près de soixante ans, y compris des tests de vaccins contre des maladies infantiles, telles que la coqueluche, la rougeole et la diphtérie. De nouveaux médicaments contre les écoulements nasaux ont été expérimentés sur des enfants trisomiques. Des scientifiques ont testé des hormones et réalisé des biopsies sur des enfants pré-pubères (Welsome 1999 ; Appleman 2020).

Les détails des expériences de l'avoine radioactive (qui ont duré de 1946 à 1953) et d'autres tests de radiation n'ont été découverts qu'en 1993, lorsqu'un certain nombre de documents secrets de la commission de l'énergie atomique a été déclassifié par la secrétaire à l'énergie. Une audience devant la commission sénatoriale du travail et des ressources humaines a été convoquée en janvier 1994 pour enquêter sur ces expériences. Un procès en 1995 a précisé que le seul but de ces expériences était les intérêts commerciaux de la société Quaker. Lorsque l'affaire a été portée devant les tribunaux, trente anciens étudiants de Fernald ont porté plainte contre le MIT et la société Quaker. En 1995, le président Clinton a présenté ses excuses aux étudiants de Fernald, car la commission de l'énergie atomique avait indirectement parrainé l'étude avec un contrat avec le centre de radioactivité de *Massachusetts Institute of Technology*. Un règlement de 1,85 million de dollars a été conclu en janvier 1998. Même avant ce cas particulier, des réglementations (telle que la *National Research Act* de 1974) avaient été promulguées pour protéger les Américains des expériences contraires à l'éthique (Lederer et Grodin 1994 ; Boissoneault 2017). L'ère sombre de l'institutionnalisation s'est terminée dans les années 70 à Fernald. Depuis lors, c'est devenu un foyer pour adultes handicapés mentaux et physiques, et il est sur le point d'être fermé à jamais (Leung 2004).

4. *LES EXPÉRIENCES SUR LE PALUDISME À LA PRISON DE STATEVILLE*

Le plus important projet de « recherche médicale » dans lequel des scientifiques américains avaient employé des prisonniers comme cobayes humains était peut-être centré dans la prison de Stateville près de Joliet, dans l'Illinois, à trente milles environ de Chicago (Alving *et al.* 1948 a ; Comfort 2009 ; Miller 2013). Entre 1942 et 1945, les forces américaines auraient perdu quelque huit millions de jours de travail en raison de la démobilisation de ses hommes atteints du paludisme (Doel 2003). En 1943, le général Douglas MacArthur se serait exclamé : « Docteur, ce sera une longue guerre si pour chaque division que j'ai face à l'ennemi, je dois compter sur une deuxième division à l'hôpital pour le paludisme et une troisième division en convalescence de cette maladie débilitante ! » (Dörner *et al.* 1999). Le besoin urgent de nouvelles thérapies dans le domaine de la lutte contre le paludisme a soulevé la question de l'expérimentation humaine. Aussitôt, un projet parrainé par l'armée, soutenu par le gouvernement et mené par des chercheurs médicaux universitaires respectés, a été lancé à partir de 1944 sur des milliers de détenus (Franklin 1986). Le pénitencier américain d'Atlanta (le *New Jersey State Reformatory*) à Rahway et les casernes disciplinaires de l'armée américaine à *Green Haven* (New York) ont tous participé à des programmes de lutte contre cette pathologie (George 1946). Mais le plus important, le plus connu et le plus productif a été dirigé par des chercheurs de l'université de Chicago et mené au pénitencier de Stateville. Des médecins militaires exposaient le corps des détenus aux piqûres des moustiques, porteurs du paludisme, pour qu'ils les infectent en prenant leurs repas de sang. D'ailleurs, les médecins nazis ont cité ces expériences américaines sur le paludisme dans le cadre de leur défense aux procès de Nuremberg (Annas et Grodin 1992 ; Hornblum 1998).

L'objectif visé de ces travaux expérimentaux était d'identifier, trouver et tester de nouvelles thérapies plus efficaces pour prévenir et/ou guérir des maladies tropicales (particulièrement le paludisme) qui ravageaient les forces alliées dans le pacifique pendant la seconde guerre mondiale. Les prisonniers ont été transformés en réservoirs pour la maladie et sources de nourritures pour les cultures de moustiques. Ils ont été infectés par le paludisme, soit en leur injectant par la voie intraveineuse de préparations de glandes salivaires de moustiques, soit simplement en étant piqués par des moustiques infectés. Ils ont été ensuite traités avec des médicaments expérimentaux, qui avaient parfois des effets secondaires graves, et soumis à d'autres procédures, parfois invasives et souvent non thérapeutiques. Ils ont aussi subi des expériences dangereuses de surdosage, mettant leur vie en péril. Les prisonniers ont été aussi exploités en tant que secrétaires et techniciens, enregistrant des données des expériences les uns sur les autres, s'administrant mutuellement les piqûres de moustiques et des médicaments expérimentaux antipaludiques, et aidaient à décider qui était admis au projet et qui devenait éligible à une libération conditionnelle anticipée grâce à sa participation. Le projet était considéré comme remplissant simultanément les fonctions de recherche et de punition. Ainsi, le temps qu'un détenu passe dans le projet était compté comme faisant partie de sa peine et que le fait d'y participer pouvait raccourcir cette peine, avec la possibilité d'une libération conditionnelle anticipée (Alving 1948a ; Comfort 2009).

Cependant, le modèle d'étude du paludisme de Stateville a permis aux chercheurs de causer plus de souffrances qu'il n'était absolument nécessaire à la production rapide de connaissances scientifiques d'intérêt. La plupart des expériences menées dans ce pénitencier consistaient à administrer le paludisme à des prisonniers, puis à les traiter avec un médicament, inaccessible au public et d'une efficacité et d'une toxicité inconnues. Les souffrances que les prisonniers avaient endurées ont été créditées sur leur dette envers la société. Un détenu enrôlé dans ces expériences décrivait ses souffrances dans les termes suivants : « qu'il s'agisse du paludisme à *Plasmodium vivax* ou à *P. falciparum*, signifiait une forte fièvre, souvent supérieure à 40 °C ; mal de tête ; douleur articulaire ; délire ; nausées extrêmes et perte d'appétit conséquente ; frissons et sueurs ; et l'élargissement de la rate (splénomégalie). Le mal de tête caractéristique du paludisme de souche Chesson est, je le crois honnêtement, différent de tout autre mal de tête dans le monde. Vous pensez d'instant en instant que votre tête va se fendre, et vous souhaitez que ce soit le cas !... Je n'ai jamais été aussi malade (ou même la moitié de cette maladie) à aucun autre moment de ma vie » (Lindee 1994). Dans le paludisme à *P. falciparum*, la jaunisse et l'hypertrophie du foie (hépatomégalie) peuvent également survenir. Aucune étude n'a été réalisée sur les détenus de Stateville pour évaluer les méfaits à long terme de ces pratiques. L'insuffisance cardiaque est maintenant un effet secondaire connu de certains antipaludiques synthétiques. Certains détenus ont été victimes de crises cardiaques pendant le projet de lutte contre le paludisme et sont finalement décédés d'une insuffisance cardiaque plus tard (Marks 1997). L'étude s'est poursuivie au pénitencier de Stateville pendant 29 ans. Dans des études connexes sur le paludisme effectuées de 1944 à 1946, le Dr Alf Alving, néphrologue et professeur à la faculté de médecine de l'Université de Chicago, a délibérément infecté des patients psychiatriques de l'hôpital d'État de l'Illinois avec le paludisme afin qu'il puisse tester des traitements expérimentaux sur eux (Alving *et al.* 1948b, c et d).

En 1947, un comité (présidé par Andrew Ivy) a été établi par le gouverneur de l'Illinois pour examiner l'éthique de l'utilisation des prisonniers d'état en tant que sujets de recherche. Le comité a déclaré que les expériences en temps de guerre à la prison de Stateville étaient « idéales », conformément aux règles nouvellement adoptées par *l'American Medical Association* (AMA) concernant l'expérimentation humaine. Le fait le plus significatif est que les conclusions du comité d'Ivy ont été annoncées à la communauté médicale américaine uniquement lorsque le rapport final du groupe a été reproduit dans le JAMA (journal de l'*American Medical Association*). L'apparition de ce rapport dans la principale revue médicale de la nation a représenté et renforcé le sentiment que la recherche en prison était éthiquement acceptable (Meldrum 1994 ; Comfort 2009 ; Appleman 2020).

À cheval sur le seuil de l'intolérable, le projet de lutte contre le paludisme de Stateville nous met au défi de réfléchir aux implications morales de la combinaison d'une curiosité froide et rationnelle avec une préoccupation humanitaire pour le bien-être individuel. Bien que des règles aient été instaurées plus tard obligeant les autorités américaines à faire sortir les recherches médicales des prisons et des institutions psychiatriques, ces autorités n'ont pas renoncé à utiliser, loin des règles de bioéthique, des cobayes humains pour les activités de recherches. Elles se sont tout simplement tournées vers les sujets pauvres des pays en développement pour remplacer leurs propres citoyens prisonniers ou pensionnaires des institutions psychiatriques. En effet, un être humain dans ces pays coûte moins cher pour les firmes pharmaceutiques américaines qu'un chimpanzé manipulé en Amérique et les consentements éclairés y sont totalement marginalisés. On ne sait vraiment pas comment le gouvernement américain et les principales organisations médicales ont conceptualisé de telles expériences. Elles les ont tout simplement argumentées comme étant « simplement nécessaires ».

5. *EXPÉRIENCES D'IRRADIATION TESTICULAIRE AUX PRISONS D'OREGON ET DE WASHINGTON*

5.1. Introduction

De 1944 à 1974, le gouvernement des États-Unis a financé des centaines de médecins pour rechercher les conséquences sur le corps humain de l'exposition aux rayonnements et de divers types d'isotopes radioactifs. Ainsi, des centaines d'expériences ont été réalisées en temps de paix, dont certaines ont été citées précédemment dans le paragraphe 2.15 intitulé : « Les expérimentations de radiations et d'administration d'isotopes radioactifs » (Partie 2, chapitre 1). Ces expériences vont de l'irradiation de tout le corps par l'injection de plutonium, aux irradiations spécifiques des testicules, en passant par l'utilisation d'alimentation radioactive. Les victimes de ces expériences, non consensuelles, étaient essentiellement des individus institutionnalisés (prisonniers, malades et femmes enceintes hospitalisés, enfants scolarisés, pensionnaires d'asiles psychiatriques, etc.) et les populations vulnérables (pauvres, autochtones, noires, et autres minorités, etc.). Ces choses odieuses, qui sont de même nature que les horribles expériences faites par les nazis en temps de guerre dans les camps de concentration, sont expliquées par certains expérimentateurs et officiels par le fait qu'il s'agissait des années de la guerre froide pendant lesquelles les États-Unis vivaient dans la crainte d'une attaque nucléaire de la part de l'Union soviétique de l'époque. Les chercheurs se sont appuyés sur une logique utilitaire qui assimilait le sacrifice fait par les soldats américains à celui des irradiés pour des raisons scientifiques. Concernant le contexte historique des expérimentations d'irradiation testiculaire, un groupe consultatif médical s'est réuni à Washington en juillet 1949, pour discuter des problèmes psychologiques posés par les radiations aux équipages d'un avion à propulsion nucléaire. Cet avion n'a jamais été construit, mais il subsistait des inquiétudes gouvernementales concernant les risques d'irradiation sur la fonction testiculaire chez les astronautes lors des vols spatiaux et chez d'autres Américains qui pourraient être exposés aux rayonnements (les travailleurs dans les usines d'armes et les centrales nucléaires, les soldats sur un champ de bataille lors d'une attaque nucléaire, etc.). Cette préoccupation avait fourni une partie du contexte pour réaliser, entre 1963 et 1973, des expériences pour tester les effets du rayonnement ionisant sur les cellules somatiques et germinales.

5.2. Conduite des expériences d'irradiation testiculaire

Elles ont été financées par la commission de l'énergie atomique et dirigées par Carl Heller (un endocrinologue de la *Pacific Northwest Research Foundation*) dans la prison de l'état de l'Oregon et par son étudiant le Dr Alvin Paulsen dans la prison de l'état de Washington. Heller et Paulsen ont opté pour les testicules, parce que ces organes ont un cycle cellulaire (en particulier la production de spermatozoïdes) et une physiologie permettant de faire des mesures dosimétriques objectives et de suivre l'effet de l'irradiation sur le comportement des spermatozoïdes sans avoir à exposer le corps entier. Ils considéraient aussi les prisonniers comme étant des sujets idéaux pour réaliser ces expériences d'irradiation testiculaire régulière, car ils ne pourraient aller nulle part et leur mode de vie est totalement maîtrisé et standardisé. Pour mener cette étude, des prisonniers volontaires normaux et en bonne santé ont été acceptés pour une période d'essai au cours de laquelle des échantillons de sperme ont été recueillis. Mais l'acceptation finale dans le programme d'irradiation était conditionnée par le fait qu'un aumônier catholique de la prison certifie que les détenus n'étaient pas catholiques romains (à cause de l'objection de l'église à fournir des échantillons de spermes masturbés). Ainsi, 232 détenus (mâles adultes en bonne santé) des pénitenciers des états de l'Oregon et de Washington ont été utilisés. L'argent était dans la plupart des cas le facteur le plus important pour qu'un individu se porte volontaire. Les détenus travaillant pour l'industrie étaient généralement payés 25 cents par jour. Pour participer au programme de Heller, ils ont reçu 25 dollars pour chaque biopsie testiculaire, plus une prime lorsqu'ils étaient vasectomisés à la fin du programme. Les testicules des prisonniers admis dans l'étude ont alors été soumis à différents niveaux rayonnement ionisant (allant de 8 à 600 rads) pour déterminer les doses de radiation qui produiraient des changements ou induiraient des dommages dans le système reproducteur masculin (production de spermatozoïdes et sécrétion d'hormone) et le temps nécessaire aux cellules spermatogènes pour récupérer leurs fonctions normales. Alvin Paulsen était un étudiant de Carl Heller à l'université de l'Oregon à la fin des années 1940 et au début des années 1950. En 1963, il a reçu une subvention de la commission de l'énergie atomique pour étudier les effets des rayonnements ionisants sur la fonction testiculaire. Il a mené ces expériences sur des prisonniers de l'état de Washington. Bien que les deux études se ressemblent beaucoup dans leurs méthodes et objectifs, il y avait cependant de petites différences. Elles ont utilisé des formes de consentement différentes, des niveaux et moyens d'irradiation différents et des procédures différentes de sélection des sujets testés.

Concernant le respect de l'éthique dans cette expérimentation particulière, la loi de l'état de l'Oregon a été interprétée par les autorités comme autorisant un détenu à donner son consentement à une vasectomie, ce qui semble avoir été considéré comme analogue au consentement à devenir un sujet expérimental. Les préoccupations éthiques importantes d'aujourd'hui (équilibre entre les risques et les avantages, qualité du consentement éclairé, critères de sélection des sujets, etc.) n'ont pas été abordées par les expérimentateurs ou les responsables. Il n'est pas clair si Heller était préoccupé par le risque pour la santé des sujets ou par d'autres critères de recherche. Dans une lettre adressée en 1966 aux NIH, décrivant le processus d'examen à la *Pacific Northwest Research Foundation*, Heller et deux de ses collègues écrivaient que : « Les détenus sont bien informés par leurs codétenus sur les procédures générales concernées (prélèvement d'échantillons séminaux, prélèvement d'urine pour des études hormonales, soumission à des biopsies testiculaires, traitement médicamenteux) ». Cependant, la réalité est que les victimes n'ont pas été fidèlement informées des risques aigus et latents de l'exposition répétée à des doses d'irradiation (brûlures cutanées, douleur des biopsies répétées, orchite, hémorragie, développement d'un cancer, etc.). D'après les dépositions des victimes prises en 1976, Heller avait répondu aux prisonniers préoccupés des conséquences de ces expériences que la possibilité de « mauvais effets est une chance sur un million ». En revanche dans sa propre déposition, il disait que les tumeurs et/ou un cancer des testicules sont possibles et reconnaît qu'il leur a caché la vérité en argumentant qu'il ne voulait pas les effrayer. Le chirurgien qui a stérilisé les hommes a déclaré qu'il fallait « éviter de contaminer la population générale avec des mutants radio-induits ». Le Dr Joseph Hamilton, l'un des chercheurs qui avaient travaillé avec Heller, a déclaré que les expériences « avaient un peu la touche Buchenwald (l'un des premiers et des plus grands camps de concentration nazis à l'intérieur des frontières allemandes de 1937) » (Cockburn et Jeffrey 1998 ; Goliszek 2003).

5.3. Fin et poursuites judiciaires

En janvier 1973, dans un environnement d'éthique de recherche en évolution rapide, les irradiations de l'Oregon ont été interrompues lorsqu'Amos Reed, administrateur de la division des services correctionnels, a ordonné la fermeture de tous les programmes d'expérimentations médicales. On ne sait pas exactement ce qui a été derrière la décision de Reed, mais selon *Oregon Times Magazine*, il venait de lire l'article de Jessica Mitford dans l'*Atlantic Monthly* intitulé « Expériences derrière les barreaux » (Mitford 1973) et un article dans The Oregon (journal publié à Portland) intitulé « La recherche médicale fournit une source de revenus pour les prisonniers » (Smoyer *et al.* 2009). Au moins quatre des détenus, non vasectomisés, qui ont quitté la prison ont eu une progéniture née avec des malformations congénitales. Mais, le nombre exact est inconnu car les chercheurs n'ont jamais suivi le statut de ces sujets. Ainsi, l'objectif ultime de ces expériences était, en fait, la sécurité nationale et sociétale, mais sans aucun bénéfice thérapeutique pour les « cobayes humains » utilisés, le maigre avantage matériel mis à part.

En 1976, un certain nombre de personnes ont intenté des poursuites alléguant des recherches mal supervisées et un manque de consentement éclairé. Dans leurs dépositions, ils disaient, entre autres, que les détenus avaient parfois contrôlé la dose de radiation à laquelle ils étaient exposés, qu'un détenu rancunier remplissait une seringue d'eau au lieu du produit anesthésiant, ce qui entraînait une vasectomie sans anesthésie et que les procédures expérimentales ont entraîné une douleur et un inconfort considérables pour lesquels ils n'étaient pas préparés. Ces poursuites ont été réglées à l'amiable en 1979. Mais tous les efforts pour mettre en place un programme de suivi médical pour les sujets de l'Oregon ont été infructueux. Les arguments avancés par les fonctionnaires de l'état étaient le coût élevé d'un tel programme qui, pour eux, n'apporterait ni des avantages significatifs pour la santé aux anciens sujets ni de nouvelles connaissances scientifiques significatives.

6. *L'EXPÉRIMENTATION DE CANCÉROLOGIE DU JEWISH HOSPITAL DE BROOKLYN*

L'hôpital juif de Brooklyn (à New York) pour les maladies chroniques (*Jewish Chronic Disease Hospital* : JCDH) était un établissement connu pour s'occuper d'une population âgée et de personnes qui ont besoin de soins physiques à long terme. En 1963, des expériences condamnables de cancer y ont été menées, sans aucune précaution, sur des patients gériatriques non cancéreux, à leur insu. N'importe qui d'intelligence, même limitée, savait que vous ne pouviez pas obtenir le consentement éclairé des personnes séniles. Des cellules tumorales vivantes ont été injectées chez des dizaines de victimes dans l'objectif : « d'observer l'évolution de cette pathologie et pour découvrir le secret de la façon dont les corps sains combattent l'invasion des cellules malignes ». Le médecin qui a dirigé ces expériences, Chester M. Southam, était un clinicien respecté qui étudiait l'immunologie du cancer au *Memorial Sloan-Kettering Cancer Center*. Par ces expériences odieuses sur tous les plans, Southam voulait voir si le système immunitaire des individus sénescents (affaiblis) réagissait différemment à l'introduction de cellules cancéreuses que celui des personnes en bonne santé. Les victimes étaient des vieilles personnes séniles non cancéreuses qui étaient faciles à tromper, étant donné qu'elles n'avaient pas toute leur capacité mentale ou physique pour comprendre ce qu'on leur disait ou ce qui était fait pour elles. La plus importante motivation de Southam à effectuer ces expériences était son désir de célébrité et de reconnaissance en tant que chercheur médical. Cette motivation a été dissimulée derrière une apparente conviction que ces expériences pourraient mener à un vaccin contre le cancer qui pourrait sauver un grand nombre de vies, même au prix du sacrifier quelques-unes de ces victimes qui étaient de toute manière en fin de vie. Pour éviter la phobie liée au mot cancer, Southam et ses partenaires de la JCDH ont décidé de dire aux patients qu'ils « cultivaient des cellules humaines dans des éprouvettes ». Dans ce genre de pratique médicale Southam est un multirécidiviste, car le présent projet était une continuation des études sur le cancer qu'il avait menées sur des cobayes humains africains et ailleurs depuis plus d'une décennie déjà. En Afrique, il avait injecté un assortiment de virus rares et courants (notamment ceux des oreillons, de la dengue, du Nil occidental et de la forêt de Semliki) chez des patients gravement malades atteints de cancer. Southam avait également effectué aussi en 1952, des expériences similaires sur les cellules cancéreuses chez plus de 100 prisonniers en bonne santé dans un pénitencier de l'état de l'Ohio. Les résultats des expériences de la JCDH ont été publiés dans les Annales de l'Académie des Sciences de New York en 1964 sans aucune mention sur le consentement (Langer 1964 ; Loue 2002 ; Hornblum 2013).

Trois médecins de la JCDH, Avir Kagan, David Leichter et Perry Fersko ont été invités à aider Southam dans son projet de recherche. Courageux, humains et préoccupés des règles d'éthique, ils ont refusé les pratiques cliniques contraires à l'éthique de Southam et ont préféré démissionner. Ceci a rendu publiques ces expériences cliniques. Ainsi, les médias ont découvert et ont annoncé ces expériences en 1964, entraînant un énorme scandale et une longue controverse. À la une du journal New York World-Telegram du 20 janvier 1964, on peut lire le titre choquant suivant : « L'hôpital JCDH a tiré des cellules de cancer en direct sur des patients : *Charge Hospital Shot Live Cancer Cells Into Patients* ». Le journal a placé le cas de la JCDH dans les couloirs de l'infamie de la recherche médicale. Le personnel de l'hôpital était comparé aux médecins nazis qui avaient effectué des expériences brutales dans des camps de concentration. L'administration de l'hôpital a tenté de dissimuler l'étude, mais le conseil médical de New York a finalement placé Southam en probation pendant un an. Mais, bien que Southam soit régulièrement inscrit au panthéon des médecins-chercheurs ayant effectué des expériences contraires à l'éthique, il n'a jamais été poursuivi. Il a même été élu vice-président de l'association américaine pour la recherche sur le cancer en 1968. Ce qui montre en toute évidence que la violation d'un code d'éthique médicale ne constituait pas un obstacle à l'avancement de carrière dans les années 1960 (Osmundsen 1964 ; Plumb 1964 ; Preminger 2002).

7. *L'EXPÉRIMENTATION DE L'AZT CHEZ LES FEMMES ENCEINTES DES PAYS DU SUD*

Suite à son approbation, des études préliminaires ont laissé supposer que l'utilisation de l'AZT pendant la grossesse pourrait réduire le risque de transmission du VIH de la mère à l'enfant de deux tiers, diminuant ainsi l'évolution de l'infection virale vers le SIDA. Pour confirmer cette hypothèse, il est nécessaire de vérifier cet effet de l'AZT par rapport à un placebo chez un grand nombre de femmes enceintes infectées par le VIH. En occident, l'utilisation de médicaments factices (placebo) a toujours été controversée dans la recherche médicale, particulièrement dans les études sur le SIDA. Aux États-Unis, les défenseurs des patients atteints du SIDA ont pratiquement éliminé les essais cliniques contrôlés contre un placebo en exigeant que chaque patient doive avoir accès à une sorte de traitement médicamenteux. Mais, il n'en va pas de même dans les pays pauvres, où certaines personnes peuvent à peine se permettre de se procurer de l'aspirine, sans parler des médicaments onéreux comme l'AZT.

Pour les grandes firmes pharmaceutiques occidentales (en accord non déclaré de leurs gouvernements respectifs), tout ce qui est considéré comme illégal et inhumain en Occident pourrait sans beaucoup de crainte être réalisé dans les pays pauvres en utilisant tous les moyens pour y parvenir (financiers, politiques, complicités, corruption, pots-de-vin, tromperies, etc.). En plus, certains en occident (chercheurs, responsables de l'industrie pharmaceutique, décideurs gouvernementaux, organisation de recherche sous contrat : CRO, etc.) trouvent normal d'avoir une norme d'éthique différente dans les pays pauvres. Ils disaient qu'il n'y a rien de mal à ce que les chercheurs américains adaptent leurs études aux systèmes de santé d'autres pays, sans tenir compte des normes appliquées en Amérique. Cette façon de penser et de considérer les êtres humains des pays pauvres a ouvert la porte à des agissements non éthiques scandaleux (Ammann *et al.* 1994 ; WHO 1994 ; Phanuphak 1998 ; Meier 2002).

En effet, c'est cet état de pensée qui a guidé les expériences menées par des chercheurs américains sur des femmes enceintes de plusieurs pays du Sud (en Afrique et en Asie) dans le milieu des années 1990. Mais, bien qu'elle était controversée, au sein même du groupe de chercheurs du gouvernement américain, cette étude a été menée et financée par le NIH et le CDC. Elle avait pour objectif d'étudier l'effet de l'AZT sur la transmission fœto-maternelle du virus du SIDA. Les chercheurs ont essayé aussi de déterminer s'ils pourraient abaisser le dosage des médicaments dans l'objectif de diminuer le coût des traitements. Au total, 12 211 femmes enceintes infectées par le VIH en Afrique (Éthiopie, Côte d'Ivoire, Ouganda, Tanzanie et Afrique du Sud), en Thaïlande et en République dominicaine ont été utilisées, à leur insu, en tant que cobayes humains. Un groupe de ces des femmes a reçu un court traitement à l'AZT pour essayer de prévenir la transmission du virus à leurs enfants avant ou pendant l'accouchement, tandis que l'autre groupe a reçu des pilules factices (des placebos). Aucun consentement n'a été demandé aux femmes qui n'ont même pas été informées de l'objectif de ce travail. Les expérimentateurs ont justifié cette façon de procéder par le fait que ces femmes n'étaient pas suffisamment éduquées ni assez averties pour exiger le respect des normes occidentales dans ce genre d'étude (Lurie et Wolfe 1997 ; Merson 1998 ; Meier 2002 ; Booth 2010).

Cette étude clinique a emporté un grand nombre de vies humaines et plus de 1 000 bébés auraient contracté le VIH/SIDA. Heureusement, elle a été interrompue prématurément en raison de la controverse entourant l'utilisation d'un placebo et le manque de consentement éclairé. Dès le début, les enquêteurs en Côte d'Ivoire ont écrit au siège de l'agence des CDC à Atlanta pour dire que plusieurs de leurs collaborateurs africains « ne se sentaient pas à l'aise avec l'utilisation du placebo ». Dans le même temps, Marc Lallemant, un chercheur de l'université de Harvard travaillant en Thaïlande pour le compte des instituts de santé, a insisté sur le fait qu'il n'utiliserait pas de médicaments factices. Le Dr. Marcia Angell, rédactrice en chef du NEJM (*New England Journal of Medecine*), a déclaré dans une interview que : « Certains des mêmes arguments qui ont été avancés en faveur de l'étude de Tuskegee ont émergé sous une nouvelle forme dans les études de l'AZT dans le tiers monde. C'est une régression des principes d'éthiques » (Stolberg 1997 ; Angell 2004 ; Reaves 2016). Plusieurs experts en éthique médicale ont déclaré qu'ils avaient exhorté les responsables des instituts de santé et les centres de contrôle des maladies à abandonner ces études, ou au moins à les reconsidérer. « Si vous essayez de faire cette étude aux États-Unis, vous devrez le faire en respectant les législations et à travers une foule de manifestants et une foule de journalistes », a déclaré le Dr Arthur Caplan, directeur du centre de bioéthiques de l'université de Pennsylvanie (Hiller et Bloom 2017).

8. *L'EXPÉRIMENTATION DE TROVAN AU NIGERIA*

8.1. Présentation

Chaque fois qu'un scandale de la recherche (particulièrement celle menée sur les humains) est découvert, il choque la population provoquant un tollé et une indignation générale. Tout le monde considère ces expériences comme des anomalies historiques qui ne vont plus se répéter. Mais, malheureusement à peine les remous et la colère provoqués par un premier scandale tombent, qu'émerge un deuxième scandale parfois plus atroce. C'est le cas du scandale de l'expérimentation de Trovan au Nigeria que Charles Medawar (directeur de *social audit*, le groupe de pression britannique qui surveille l'industrie pharmaceutique) a décrit en ces termes : « Ce cas particulier semble être très mauvais, mais je ne pense pas que ce soit inhabituel » (Schuster 2015).

Au début des années 1990, il a été prédit qu'un antibiotique expérimental de la famille de la quinolone, le mésylate de trovafloxacine, communément appelé Trovan, parrainé par la société pharmaceutique Pfizer, pourrait être l'un des nouveaux médicaments les plus rentables du genre, avec des bénéfices estimés à 1 milliard de dollars par an (Stephens 2000 ; Shah 2002 ; Farrell 2006 ; Schuster 2015). Les tests sur les animaux ont démontré que ce médicament avait des effets secondaires potentiellement mortels, notamment des maladies articulaires, une croissance anormale du cartilage, des dommages au foie et une maladie osseuse dégénérative et autres. Malgré ces résultats peu encourageants obtenus chez le modèle animal, la société pharmaceutique Pfizer a profité de l'épidémie de méningite, survenue au Nigeria en 1996, pour réaliser une étude comparative afin de tester l'efficacité thérapeutique du Trovan et pour confirmer, chez les humains, ses effets indésirables redoutés, observés chez les animaux testés. Un médicament existant (le Ceftriaxone ou Chloramphenicol) a été utilisé comme étalon.

Le gouvernement nigérian avait mobilisé des ressources pour lutter contre l'épidémie émergente. En outre, des organisations internationales, comme médecins sans frontières (MSF), étaient sur place pour aider à traiter les patients gratuitement avec le chloramphénicol, l'antibiotique le moins cher recommandé au niveau international pour le traitement de la méningite bactérienne. Pendant ce temps et sous couvert d'aider volontairement le pays à combattre ce fléau, le géant pharmaceutique Pfizer en a profité pour mener clandestinement son étude expérimentale en utilisant les enfants nigériens malades comme cobayes humains. Son seul objectif est de récolter les données cliniques requises (efficacité, effets secondaires, doses, etc.) concernant son nouveau médicament expérimental, afin d'obtenir l'approbation de la FDA (*Food and Drug Administration*). En effet, bien que ce candidat antibiotique n'avait jamais été utilisé sur les enfants sous sa forme orale et n'avait pas encore obtenu l'AMM pour être utilisé légalement comme un traitement, Pfizer l'avait administré à 200 enfants nigérians malades à l'insu de leurs parents et sans s'inquiéter de leur consentement (Washington 2007 ; Okonta 2014 ; Schuster 2015). Les enfants victimes étaient de la région de Tudun Wada dans le Kano, située dans le nord du Nigeria, où l'épidémie de méningite cérébro-spinale à méningocoque s'est déclarée en 1996. L'un des principaux sites de traitement était l'hôpital des maladies infectieuses (IDH) à Kano.

Pfizer a élaboré son protocole de recherche et aurait reçu l'autorisation du gouvernement nigérian de mener des essais à Kano. La société a envoyé trois de ses médecins américains dans la région pour travailler avec quatre médecins nigérians. Certains médecins ont mis en garde contre l'expérimentation, mais ceux qui ont parlé ont été licenciés peu de temps après (Lewin 2001). Un spécialiste des maladies infectieuses pour l'entreprise qui a mis en garde les dirigeants que l'étude était « une violation non seulement de l'éthique médicale mais des lois fédérales et internationales » a également été renvoyée par la suite (Armstrong 2010).

8.2. Les enfants malades : Cobayes maltraités

Les enfants cobayes ont été divisés en deux groupes, le premier a reçu le médicament expérimental (Trovafloxacine) et le deuxième (le groupe témoin) le traitement standard pour la méningite (la Ceftriaxone). Les enfants et leurs parents n'étaient pas informés ni de la nature expérimentale de l'étude, ni des risques encourus, ni des alternatives thérapeutiques. Ils n'ont pas été invités à donner leur consentement ni en anglais ni dans leur langue maternelle (la haoussa) et aucun formulaire de consentement n'a été déposé (Meier 2002 ; Washington 2007 ; Armstrong 2010 ; Smith 2011).

En plus, une fois l'essai commencé, les protocoles appropriés conformément aux directives américaines ont été abandonnés. Par exemple, le sang n'a pas été testé à l'arrivée et les victimes du groupe expérimental qui n'ont montré aucune amélioration et dont l'état s'est détérioré n'ont pas été retirées de l'essai, n'ont pas reçu un traitement approprié et ils les ont laissés mourir malgré le fait qu'il s'agit de procédures courantes pour des essais similaires menés aux États-Unis (Stephens 2000 ; Schuster 2015). D'autre part, bien que la forme intraveineuse de Travan fût la seule testée auparavant, de nombreux enfants ont reçu une forme orale et beaucoup ont reçu des injections à des endroits inappropriés. Certains enfants du groupe témoin de l'étude n'ont reçu qu'un tiers de la dose recommandée du médicament standard pour le traitement de la méningite (la Ceftriaxone), afin d'augmenter (artificiellement) le succès apparent de l'essai, selon beaucoup de critiques. Il n'y avait pas de spécialistes ou des équipements requis pour rechercher des dommages aux enfants pendant et après l'étude. Et, le promoteur lui-même a admis que 20 % des enfants ont reçu un traitement qui s'écartait du plan de soins pré-approuvé. Au bout de deux semaines d'essais, Pfizer a quitté Kano, sans laisser de traces pour la majorité de ses 200 sujets victimes de son test. Il a cependant laissé derrière lui onze enfants morts et de nombreux autres avec des lésions cérébrales à l'origine d'un handicap permanent (paralysie, malformations, surdité, cécité et des troubles de l'élocution). Une fois les essais terminés, des dizaines de divergences dans les résultats de l'expérience ont été découvertes, mais selon les médecins de Pfizer, le test a donné de bons résultats (Stephens 2000 ; Smith 2011 ; Schuster 2015).

8.3. Découverte, enquêtes et poursuites

L'excellent article du journaliste Joe Stephens (spécialisé dans les investigations approfondies sur les entreprises) du 17 décembre 2000 dans le Washington Post a permis de mettre la lumière sur cette affaire des enfants de Kano (Stephens 2000). La révélation de cette affaire a généré un tollé dans la presse nigériane. Le journal *Vanguard* a déclaré : « Le gouvernement a le devoir de nous dire si nos enfants ont été utilisés comme cobayes et, si oui, qui a commis une telle criminalité et qui est responsable ». Alors, une action en justice a été intentée contre la société pharmaceutique Pfizer pour avoir testé sur des enfants un nouveau médicament qui n'avait pas encore obtenu l'approbation légale. Une enquête officielle a été ouverte qui a démontré beaucoup d'anomalies et d'irrégularités. La lettre accordant l'approbation éthique pour l'essai a été soumise à la FDA en 1997 pour appuyer une demande de licence pour la Trovafloxacine. Cependant, Sadiq Wali, le directeur médical de l'hôpital universitaire Aminu Kano, a déclaré au journal le Washington Post que la lettre était fausse et que l'hôpital n'avait pas de comité d'éthique au moment de l'étude. Le médecin nigérien Abdulhamid Isa Dutse, qui a supervisé le procès clinique à l'hôpital, a déclaré au journal qu'il était « possible » que son bureau ait antidaté une lettre d'approbation et que cela avait pu être écrit un an après que l'étude ait eu lieu. La société pharmaceutique a fini par admettre que l'approbation éthique locale donnée pour mener le procès n'a peut-être pas été correctement documentée. Elle a également admis que les patients nigérians n'ont pas été avertis par les expériences et qu'elle n'a pas informé les Nigériens que des études animales avaient montré que des médicaments similaires à la Trovafloxacine avaient causé des lésions articulaires, alors que les patients américains ont été informés de ces dangers et effets indésirables. D'ailleurs, cet antibiotique expérimental (Trovan) a été immédiatement retiré du marché européen où il a été brièvement commercialisé en 1998 (pour les adultes uniquement), en raison de sa toxicité élevée (notamment hépatique) et de certains décès qu'il a provoqués. Aussi, la FDA a dû retirer le médicament du marché (Stephens 2000 ; McNeil 2011 ; Smith 2011).

Ainsi, l'enquête a révélé que la firme pharmaceutique Pfizer n'a jamais obtenu des organismes compétents les autorisations nécessaires, y compris l'autorisation éthique, avant de mener l'étude. Elle n'a pas non plus obtenu le consentement éclairé des participants avant leur recrutement et n'a pas informé les patients que le médicament était un médicament expérimental non encore enregistré. Elle a également caché aux Nigériens les résultats de l'étude clinique démontrant sa toxicité. Pfizer a aussi été accusée d'avoir capitalisé sur la situation pauvre, illettrée et désespérée du peuple et d'avoir quitté la ville après avoir mené l'étude malgré le fait que l'épidémie était toujours en cours (Wise 2001). Certains enquêteurs nigériens ont déclaré avoir été la cible de menaces de mort non spécifiées à ce jour. Aussi, cet incident est l'une des causes de l'échec de certaines campagnes de vaccination contre la polio promues par l'OMS au Nigeria, qui est l'un des pays ayant un pourcentage élevé de personnes atteintes de poliomyélite dans le monde (Corvelva 2019). Pfizer a engrangé des millions de dollars avant d'être poursuivi (Shah 2002 ; Hetland 2011).

Quelque 200 familles avaient porté plainte. Après une longue bataille judiciaire, Pfizer et l'état de Kano avaient annoncé en juillet 2009, un règlement à l'amiable de 75 millions de dollars (Stephens 2000 ; McNeil 2011 ; Smith 2011 ; Schuster 2015). Cet accord prévoyait un dédommagement de 35 millions de dollars pour les victimes et 30 millions pour la construction d'un hôpital pédiatrique, en échange d'un arrêt des poursuites contre le géant américain par le gouvernement de l'état de Kano. Les dix derniers millions devaient couvrir les frais judiciaires de l'état de Kano. Les parents de quatre enfants décédés ont reçu le jeudi 11 août des chèques de 175 000 dollars. Et les autres familles des victimes étaient en attente de la suite de la procédure.

9. *RACKET ET GREFFE ILLÉGALE D'ORGANES HUMAINS*

Selon l'Organisation Non Gouvernementale, *Globa Finance Integrity*, la part du marché illégal des transplantations d'organe - représente 5 % à 10 % des quelque 130 000 transplantations réalisées dans le monde (soit entre 7 500 et 13 000 organes). Le chiffre d'affaires annuel est compris entre 840 millions et 1,7 milliard de dollars. Les victimes privilégiées du trafic d'organes sont en grande partie les familles pauvres, les migrants, les personnes déplacées et celles tuées sous occupation coloniale et en périodes de guerres et parfois les condamnés à mort. Les pays touchés par ce trafic sont nombreux : Inde, Pakistan, Philippines, Bangladesh, Égypte, Mexique, Cambodge, Sri Lanka, mais aussi Chine Tunisie et autres pays pauvres (Vanlerberghe2012 ; Noël 2017 ; Jelassi2021). Les affaires scandaleuses de ce trafic rapportées dans le mass-média sont nombreuses. Celle décrite ci-dessous est présentée comme un exemple parmi d'autres.

Si on prend comme exemple le cas de l'Inde, la législation appelée *Transplantation of Human Organ Act* (THO) a été adoptée en 1994 pour rationaliser les activités de don et de transplantation d'organes. D'une manière générale, la loi acceptait la mort cérébrale comme une forme de mort et faisait de la vente d'organes un délit punissable (Goyal *et al.* 2002 ; Shroff 2009). Avec l'acceptation de la mort cérébrale, il est devenu possible non seulement d'entreprendre des transplantations de rein, mais également d'entreprendre d'autres transplantations d'organes solides (foie, cœur, poumons, pancréas). Malgré la législation THO, les scandales liés au commerce d'organes et aux reins sont régulièrement rapportés dans les médias indiens. Dans la plupart des cas, la mise en œuvre de la loi a été défectueuse et, plus souvent, ses dispositions ont été utilisées de manière abusive. En 2008, une scandaleuse affaire de racket et greffe illégale de rein a été dévoilée dans la ville de Gurgaon, dans l'état d'Haryana en Inde. Cette ville, à la porte de Delhi, était la plaque tournante de l'un des plus grands trafics d'organes du pays. Des centaines de misérables et de pauvres travailleurs ont été intimidés par des armes à feu ou ont été piégés pour des dons d'organes. Les hommes de main du médecin qui pratiquait les transplantations racolaient les victimes aux alentours des gares ferroviaires et autoroutières, dans les grandes métropoles comme Delhi, Bombay, Madras et de préférence dans les campagnes éloignées, là où les candidats au travail en ville ne manquaient pas. Les victimes, volontaires ou piégées, se faisaient généralement opérer sans histoire et elles n'étaient relâchées qu'après avoir rempli leur office. Allégés d'un rein, ayant eu à peine le temps de récupérer, les malheureux repartaient avec en poche quelques milliers de roupies, équivalent à quelques dizaines d'euros (Calle 2008 ; Henry 2008 ; Réseau International 2016). L'organe vital, subtilisé à ces pauvres gens, est immédiatement réimplanté chez un fortuné. Les bénéficiaires étaient des personnes aisées, dont un grand nombre d'étrangers venus spécialement en Inde pour y recevoir un rein tout neuf. Le médecin criminel choisissait ses « victimes » en fonction de ses riches clients (Shields2008).

Une des victimes, un habitant d'une vaste agglomération située à une centaine de kilomètres au nord de Delhi, raconte sa mésaventure à un journaliste dans les termes suivants : « J'étais venu comme chaque jour à l'endroit où les employeurs potentiels viennent proposer des petits boulots à la journée. Un homme m'a abordé, me faisant une offre que je ne pouvais pas refuser. Il s'agissait d'un travail pour quatre mois à Delhi, où je devais être logé et nourri, avec un salaire de 150 roupies (moins de 3 euros) par jour. Je me suis retrouvé dans un endroit inconnu, coupé du monde, poursuit-il. J'ai cru apercevoir des types de ma condition. Deux hommes armés veillaient à ce que nous ne nous échappions pas. Lorsque mon tour est venu, quelques jours après mon arrivée, on m'a transporté dans une grande maison, où l'on m'a fait une piqûre. Je me suis endormi. Lorsque je me suis réveillé, j'ai ressenti une vive douleur dans le dos. C'est alors que quelqu'un m'a dit que l'on m'avait prélevé un rein. J'avais envie de vomir, j'étais extrêmement faible. J'ai su à ce moment-là que je ne pourrais plus jamais louer ma force de travail comme avant. Je n'avais qu'une envie : rentrer chez moi pour y retrouver mes enfants ». Il rajoute : « si personnellement j'étais arnaqué, des milliers d'autres pauvres comme moi sont prêts à vendre l'un de leurs reins, tout simplement pour ne pas crever de faim ».

Ainsi, sur une période de dix ans, pas moins de 600 transplantations rénales ont été effectuées dans une maison privée équipée de matériels opératoires de haute technologie. Après une perquisition en janvier 2008, la police a procédé à plusieurs arrestations et a sauvé cinq donneurs involontaires qui ont été transférés dans un hôpital voisin. Étonnamment, l'enquête a révélé par la suite qu'un minimum de deux hôpitaux avait été impliqué dans ce projet de vol de reins humains. Elle a révélé aussi que les ouvriers étaient informés qu'il y aurait du travail à leur disposition s'ils venaient à la maison. Sur place, ils se voient offrir environ 50 000 roupies (1 250 dollars) pour leurs reins. S'ils refusaient, les travailleurs étaient drogués et leurs organes enlevés de force. Les organes rackettés étaient vendus jusqu'à dix fois le prix susmentionné. Peu après la découverte de cette affaire, certains receveurs de reins subtilisés chez les pauvres gens ont été détenus, dont trois citoyens grecs et un couple indien basé aux États-Unis. Ainsi, sous la bannière du « tourisme médical » s'est caché un commerce illégal d'organes rackettés aux gens démunis. Le médecin incriminé était un récidiviste. Il a été déjà arrêté en 1993 à Bombay pour trafic d'organes. Il avait refait sa vie et repris ses affaires en divers endroits du pays. Bénéficiant de complicités à haut niveau, y compris au sein de la police, il a réussi à s'enfuir et à échapper à la poursuite judiciaire dans cette nouvelle affaire aussi. En 2008, le gouvernement indien a introduit quelques nouveaux amendements sous forme de Gazette dans le but de mettre un terme au commerce d'organes.

Ce phénomène sévit toujours dans plusieurs autres régions. En effet, la présence d'une classe moyenne croissante, l'absence d'un système national d'assurance maladie, la disparité croissante entre les riches et les pauvres et, dans une certaine mesure, la présence de la technologie nécessaire ont fait que la marchandisation des organes un processus simple, rapide et efficace. Récemment, un important réseau de trafiquants d'organes humains a été démantelé au Pakistan et dans d'autres pays (i24NEWS2023 ; Lematin 2023). Ce qui nous indique que, pour certains médecins, le pouvoir de gains de l'argent facile l'emporte par KO sur les principes du serment d'Hippocrate (et celui du médecin de la déclaration de Genève, adoptée en 1948 par l'assemblée générale de l'association médicale mondiale) qu'ils ont promis de respecter lors de l'exercice de leur métier, censé être noble. Peut-on alors attendre de cette catégorie du corps médical de respecter les normes d'éthiques biomédicales lors de leur pratique de la recherche en général et des essais cliniques en particulier ? L'éthique du commerce dans le domaine du don d'organes et du tourisme de transplantation a été largement critiquée par les organismes internationaux (*The Declaration of Istanbul on Organ Trafficking and Transplant Tourism* 2008). Les principes juridiques et éthiques que nous suivons universellement en matière de don et de transplantation d'organes sont importants pour l'avenir, car ils pourraient être utilisés également pour résoudre nos conflits liés aux sciences émergentes telles que le clonage, l'ingénierie tissulaire et la biovalorisation médicale des cellules souches.

CHAPITRE 3

EXEMPLES ILLUSTRANT LES EXPÉRIENCES SCANDALEUSES DE VACCINATION

Concernant l'administration d'agents pathogènes comme démarche expérimentale pour étudier l'étiologie des maladies infectieuses ou pour la conception d'un vaccin préventif, Bongrand s'indignait textuellement dans sa thèse de médecine en écrivant : « Sommes-nous en droit, dans l'intérêt général, d'inoculer à un ou plusieurs individus une maladie dont ils souffriront, dont ils mourront peut-être, dans le seul but d'étudier à loisir dans les meilleures conditions d'observation possibles l'évolution de cette maladie et éventuellement d'en trouver le remède spécifique qui guérira, ou même immunisera préventivement les autres membres de la collectivité ? » (Fagot-Largeault 1985 ; Bongrand 2011 ; ASSM 2015).

Les deux premières décennies du XXe siècle (et même au-delà) ont vu une sombre expansion des tests non consensuels de vaccins expérimentaux sur les enfants institutionnalisés. Les prisons, les orphelinats, les institutions pour jeunes déficients mentaux et les hôpitaux pour enfants sont devenus des lieux de prédilection pour les tentatives de développer des vaccins contre la rougeole, les oreillons, la varicelle, la coqueluche et la grippe. Le consentement a rarement été obtenu, même lorsque les parents étaient disponibles pour le demander, et les vaccins échouaient généralement, souvent avec des conséquences négatives pour les enfants. Parmi ces multiples expériences vaccinales illégales, rapportées ci-dessous comme illustration, certaines ont précédé la mise en place des normes de bioéthique encadrant ces actes médicaux (telles que : l'expérience royale et les cobayes humains des campagnes espagnoles de variolisation, ou l'expérimentation de la tuberculose en Jamaïque, ou la vaccination au service de l'eugénisme, etc.), d'autres malheureusement sont beaucoup plus récentes (telles que : l'expérimentation des vaccins provoquant des fausses couches au Kenya, les expériences d'injection d'un virus de la grippe pandémique dans le nez des prisonniers du Maryland, l'expérimentation de l'hépatite sur les enfants Willowbrook, etc.).

1. *LES DESSOUS SOMBRES DE LA VARIOLISATION ET DE LA VACCINATION ANTIVARIOLIQUE*

1.1. La honteuse « expérience royale »

Historiquement, en 1700, le Dr Clopton Harvers avait fait parvenir à la Royal Society à Londres un rapport concernant la procédure de la variolisation en Turquie. Aussi, la femme de l'ambassadeur d'Angleterre à la cour ottomane à Constantinople en Turquie, Lady Mary Wortley Montagu, qui avait souffert elle-même de la variole, avait décidé de ne pas voir sa famille en souffrir comme elle. Elle avait alors chargé en 1701 le médecin vénitien et consul pour la république de Venise à Smyrne, le Docteur Giacomo Pylarino, d'apprendre la technique de la variolisation. En 1718, elle avait fait inoculer en public la variole à son propre enfant (un fils âgé de cinq ans). Suite à cette variolisation, Lady Montagu est devenue l'instigatrice de la popularisation de cette pratique en Angleterre et de son importation en occident au début du XVIIIe siècle. Déjà en 1717, Lady Montagu avait décrit à sa correspondante anglaise la pratique de l'inoculation dans les harems d'Andrinople dans les termes idylliques suivants : « La petite vérole, si fatale et si fréquente en Angleterre, est ici rendue inoffensive par la découverte de l'inoculation. Un groupe de vieilles femmes est spécialisé dans cette opération. À l'automne, en septembre, lorsque la grande chaleur est tombée, les gens se demandent entre eux qui est disposé à avoir la petite vérole. Ils se réunissent à cet effet, et lorsqu'ils sont rassemblés, habituellement à quinze ou seize, une vieille femme vient avec une coquille de noix remplie de la meilleure matière varioleuse. Elle demande quelle veine on a choisie et pique aussitôt celle qu'on lui présente avec une grosse aiguille, cela ne fait pas plus de mal qu'une vulgaire écorchure. Elle introduit dans la veine le « venin » qui peut tenir sur la pointe d'une aiguille et panse la petite blessure avec un morceau de coquille vide. Les enfants jouent tout le reste de la journée et sont en parfaite santé jusqu'au huitième jour. Alors, la fièvre les saisit et ils gardent le lit pendant deux jours, très rarement trois. Exceptionnellement, ils ont plus de vingt ou trente boutons sur le visage, qui ne laissent jamais de marque, et ainsi en environ huit jours de temps ils vont aussi bien qu'avant leur maladie » (Krifi 2017).

Chaque année, des milliers de gens subissaient cette opération. L'ambassadeur de France disait plaisamment « qu'on prend ici la petite vérole en manière de divertissement comme on prend l'eau dans d'autres pays ». Après son retour en Angleterre, Lady Montagu avait tout fait pour promouvoir la technique et le lancement de la variolisation à la cour d'Angleterre. Elle avait demandé à son chirurgien d'inoculer la variole à sa fille de quatre ans, en présence du médecin du roi. Par ce lobbying efficace et après avoir traité ainsi ses propres enfants, elle avait persuadé en 1721 le prince et la princesse de Galles de soumettre leurs enfants (le futur prince de Galles et ses deux sœurs) à la variolisation, sous la direction du docteur Hans Sloane (médecin du roi et président de la société royale).

Le chirurgien, Charles Maitland, avait reçu l'autorisation d'effectuer ce qui est depuis connu comme « l'expérience royale » (une honte pour la science). En effet, à titre de précaution et pour établir la sécurité de la procédure, on avait envoyé une jeune fille de dix-neuf ans « variolisée » vivre dans un village contaminé et on l'avait fait dormir pendant six semaines dans le lit d'un enfant malade âgé de dix ans. Elle ne tomba pas malade. Aussi, comme essai thérapeutique (de ce temps-là), le futur roi d'Angleterre Georges Ier avait exigé que six prisonniers condamnés à mort soient désignés pour un essai préalable, et l'essai ayant parfaitement réussi, les prisonniers avaient été graciés. Autres « essais cliniques » d'une autre époque : l'on avait inoculé la variole à cinq enfants orphelins qui avaient survécu également. Enfin, le 17 avril 1722, on avait inoculé la variole humaine aux deux filles du roi d'Angleterre. Cette « expérience royale », suivie par toute l'Angleterre à travers les journaux, a été un succès et le principe de l'immunisation préventive venait donc de naître de manière empirique. La pratique de la variolisation s'était ensuite propagée rapidement dans toute l'Angleterre dans les années 1740, puis dans ses colonies américaines (Krifi 2017).

1.2. Les orphelins : cobayes humains pour les campagnes de variolisation espagnoles

Comme conséquence immédiate des travaux de Jenner, la vaccination antivariolique a subi plusieurs améliorations et s'est propagée à travers le monde avec une très grande rapidité. Elle est devenue une pratique courante pendant de nombreuses années dans plusieurs pays. Elle s'était répandue rapidement (en presque deux ans) dans la majorité des pays européens (Autriche, Allemagne, France, Pays-Bas, Prusse, Russie, Espagne). Grâce à des expéditions maritimes effectuées de 1800 à 1803, les Espagnols avaient introduit la vaccination antivariolique en Amérique, aux Philippines et en Chine. En général, les personnes atteintes de cowpox (la vaccine) développaient des plaies comme des cloques remplies d'un liquide appelé la « lymphe ». Pour pratiquer la variolisation, les médecins piquaient les plaies, enduisaient la lymphe sur des fils de soie ou des peluches et laissaient sécher. Ils se rendaient dans la ville voisine et mélangeaient la lymphe croustillante avec de l'eau pour la reconstituer. Ensuite, ils grattaient le liquide dans les bras ou les jambes des gens là-bas pour leur inoculer la variole. Le processus était simple mais laborieux. Les vrais problèmes ont commencé lorsque les médecins ont essayé de vacciner des personnes éloignées. La lymphe pouvait perdre de sa puissance (son efficacité) au cours du temps nécessaire pour parcourir la distance séparant un pays européen d'un autre, sans parler des Amériques, où la variolisation était désespérément nécessaire. L'Espagne était tout particulièrement intéressée par la lutte contre cette pathologie dans ses colonies d'Amérique centrale et du Sud, où les épidémies de la variole y étaient proches de l'apocalyptique, tuant jusqu'à 50 % des personnes infectées. C'est pourquoi en 1803, les responsables de la santé du pays ont conçu une nouvelle méthode radicale, peu soucieuse de la morale et de la déontologie, pour distribuer le vaccin à l'étranger (leurs colonies). Ils avaient utilisé les garçons orphelins comme incubateurs (réservoirs) de lymphe variolique fraiche.

Ainsi, à l'instar de l'expérience royale des Anglais qui avaient utilisé des pauvres, des orphelins et des prisonniers comme « cobayes humains » pour expérimenter la variolisation avant de la pratiquer sur la famille princière, les Espagnols avaient aussi utilisé durant leurs expéditions vaccinales des jeunes enfants orphelins. Le plan consistait à mettre deux douzaines d'orphelins espagnols (âgés de 3 à 9 ans) sur un navire et juste avant qu'ils ne partent, une équipe de médecins à bord (le médecin principal Francisco Xavier de Balmis et ses assistants) inocule la variole à deux d'entre eux. Neuf ou dix jours plus tard, une fois que ces garçons ont développé des plaies, une deuxième paire d'orphelins recevait du liquide (pus variolique), et ainsi de suite. Donc, tout le long du trajet séparant l'Europe de l'Amérique latine, les médecins faisaient passer l'infection de bras à bras de ces jeunes cobayes humains pour avoir des pustules fraîches à l'arrivée à destination, avec tout le risque que comporte cette pratique (pour les enfants victimes) de transmission d'autres maladies infectieuses. Compte tenu de l'époque, il est probable que personne n'ait demandé aux orphelins s'ils voulaient participer, et certains semblaient de toute façon trop jeunes pour consentir. Ils avaient été abandonnés par leurs parents, vivaient dans des institutions et n'avaient pas le pouvoir de résister. Juste quelques promesses leur ont été données qu'ils seraient bourrés de nourriture pendant le voyage. La *Royal Philanthropic Vaccine Expedition* a finalement mis les voiles en Amérique centrale en novembre 1803 (Tarrago 2001 ; Franco-Paredes *et al.* 2005 ; Kean 2021).

Vers 1805, Xavier de Balmis s'est rendu à Acapulco pour se préparer à une autre expédition de vaccins, cette fois dans les colonies espagnoles des Philippines. Il a ramassé quelques dizaines de garçons orphelins supplémentaires dans la ville et a embauché d'autres de différentes familles, les louant essentiellement comme mules vaccinales pour le voyage en Asie. Au cours de ces campagnes, beaucoup d'enfants utilisés comme porteurs de pustules varioliques ont payé de leur vie cette pratique coloniale inqualifiable (Kean 2021). En effet, cette pratique immorale de la variolisation de bras à bras à partir d'une « lymphe » humaine était promue par le comité de vaccin puis par l'académie de médecine et elle était communément employée dans toute l'Europe. Mais, si la vaccination antivariolique a joué un rôle considérable dans la diminution de la variole, son inoculation par cette voie comportait des risques importants de transmission de maladies infectieuses : hépatite, syphilis, etc. Ce risque a d'abord été reconnu en Italie dès 1814, et il a été particulièrement confirmé après un accident dramatique survenu dans ce même pays en 1861 (Krifi 2017). En revanche, il faudra attendre un demi-siècle (1864) pour que le congrès médical de Lyon reconnaisse enfin le risque de la contamination vaccinale et pour que l'académie de médecine promeuve la vaccination animale. Il faudra attendre encore plus de trois décennies (l'an 1898) pour voir le dernier pays européen (la Grande-Bretagne) abandonner cette pratique à risque.

1.3. La variole et la tuberculose pour éradiquer les Amérindiens

En septembre 2010, Kevin Annett, le tribunal pénal international pour les crimes d'Église et d'État, les amis et les proches des disparus ont publié un livre intitulé : « *Hidden No Longer : Genocide in Canada, Past and Present* » (Kevin 2010). Les auteurs ont dédié ce livre aux plus de 50 000 enfants décédés et à ceux qui continuent à souffrir et mourir des conséquences des crimes d'extermination par la « fausse vaccination » perpétrées dans des pensionnats et écoles indiens gérés conjointement par le gouvernement et l'Église unie du Canada (catholiques romains et anglicans). Parmi ces crimes, Kevin Annett a rapporté qu'en 1862-1863, un missionnaire anglican (et futur évêque de Norwich et membre de la Chambre des Lords) le révérend John Sheepshanks, a inoculé le virus de la variole à des enfants amérindiens (sous couvert de vaccination) dans l'objectif de provoquer une épidémie mortelle. Cela s'est passé sous l'égide du gouvernement provincial et de la compagnie de traite des fourrures de la compagnie de la Baie d'Hudson, qui a parrainé les premières missions protestantes chez les Amérindiens. Plus de 90 % des Indiens Salish de l'intérieur et Chilcotin (quelque 8 000 personnes ou plus) mourront des suites de cette guerre bactériologique.

On peut lire aussi dans ce livre que le premier rapport médical de décès massifs dans ces écoles causés par la tuberculose endémique et non traitée a été remis en 1891 au gouvernement fédéral par le Dr George Orton en Alberta. Ce rapport a été ignoré. En 1907, le Dr Peter Bryce (médecin-chef au *Department of Indian Affairs* (DIA) du gouvernement fédéral) a effectué une tournée nationale des pensionnats indiens pour étudier la santé des enfants amérindiens parqués dans ces « locaux » de la mort. Il en ressort que plus de la moitié (entre 35 et 60 %) d'entre eux sont morts à cause de la tuberculose qui y était introduite délibérément par le personnel médical. On forçait aussi des enfants non malades à dormir entre deux autres en train de mourir de la tuberculose. D'autres enfants malades étaient renvoyés chez eux pour y contaminer toute leur famille. Bryce affirme également que les églises qui gèrent les écoles suppriment délibérément les preuves et les statistiques de ces pratiques meurtrières. Le rapport final de cette étude a été remis au surintendant adjoint de la DIA (Duncan Campbell Scott). Considérant le peuple indigène comme étant une sous-race, et il était lui même à la recherche d'une « solution finale au problème indien », Duncan Scott a passé ce rapport aux oubliettes et a refusé de donner suite aux recommandations du Dr Bryce. Quand le rapport et les taux élevés de mortalité dans ces pensionnats indiens ont été cités dans *The Ottawa Citizen* et *The Montreal Gazette*, Scott a lancé une campagne de diffamation contre Bryce et a fini par l'exclure de la fonction publique. Sous la pression de l'Église, il a même supprimé en mars 1919 toute inspection médicale fédérale de ces pensionnats et a mis fin au poste d'inspecteur médical en chef. En avril 1920, une loi fédérale est adoptée rendant légalement obligatoire pour tout enfant indien de sept ans et plus au Canada d'être incarcéré dans des pensionnats indiens. Les parents autochtones non coopératifs risquent la prison et de lourdes amendes. Ainsi, le nombre de décès dus à la tuberculose chez les autochtones triplera au cours de la suivante décennie (Kevin 2010).

En conséquence, sous la bannière de vaccination, toutes les conditions favorables ont été créées pour introduire délibérément les agents pathogènes et diffuser intentionnellement les maladies infectieuses parmi les indigènes, et surtout parmi leurs enfants dans les pensionnats, afin de les éradiquer. Bryce parlait d'un « crime national ». Kevin Annett et ses co-auteurs ont qualifié ce génocide par la vaccination comme étant « la première guerre bactériologique connue de l'histoire... Peut-on imaginer qu'un tel système se poursuive aujourd'hui, par exemple avec le H5N1, le SIDA, la grippe aviaire, ou autres prochains virus ? », se demandent-ils. Et comme si ces pratiques ne sont pas suffisantes pour anéantir cette population, la législature albertaine (état de l'Alberta au Canada) a adopté en 1928 la « *Sexual Sterilization Act* » permettant au principal du pensionnat (un employé de l'église) d'ordonner la stérilisation involontaire de tout enfant indien détenu. Ainsi, au moins 2800 enfants et filles aborigènes seront rendus stériles en vertu de cette loi (voir plus loin, le chapitre 4 intitulé : la médecine au service de l'eugénisme). Cette extermination a permis aux chercheurs d'or de piller les terres de ces milliers d'Amérindiens assassinés.

Les données rapportées par Kevin sont basées sur une documentation écrite et d'autres preuves matérielles, mais en grande partie sur les témoignages de près de 300 survivants de 38 résidences ou hôpitaux indiens distincts à travers le Canada. Ces témoignages ont été offerts librement et sans condition dans des forums publics ouverts ou lors d'entretiens privés entre décembre 1995 et juillet 2010. Tous les documents, lettres, photos et autres éléments de preuve ont été obtenus à partir des archives publiques du ministère des Affaires indiennes (la série RG 10) conservées dans la section des microfilms de la bibliothèque Koerner (Université de la Colombie-Britannique), des archives de journaux et de l'internet public ou des collections privées, précisent les auteurs du livre.

1.4. Les dernières victimes de la vaccination contre la variole

Le dernier cas de la variole, contractée accidentellement, a été enregistré en 1978 au Royaume-Uni. Une femme nommée Janet Parker, travaillant au laboratoire d'anatomie de Birmingham, est décédée de la variole qu'elle avait contractée accidentellement une dizaine de jours plus tôt, au niveau du laboratoire de virologie voisin. Cet accident tragique a tellement bouleversé le responsable du laboratoire de virologie, le professeur Henry Bedson, qu'il s'est donné la mort en septembre 1978 en se tranchant la gorge à son domicile.

Le dernier cas de la variole, contractée naturellement, a été enregistré en octobre 1977 en Somalie, où un homme nommé Ali Maow Maalin, résidant à Merka, avait attrapé cette maladie dont il survivra. La maladie avait été éradiquée en Amérique du Sud, en Indonésie et dans la plupart des pays d'Afrique entre 1967 et 1972, de l'Inde, du Pakistan et du Bangladesh entre 1972 et 1975 et des pays de la corne de l'Afrique en 1977. En 1979, la commission mondiale d'éradication de la variole a certifié que l'objectif d'éradication a été atteint. Désormais, il ne subsiste comme réservoirs de virus de la variole que les laboratoires d'Atlanta aux États-Unis et de Koltsoto en Russie. Ainsi, de nos jours et comme l'a si bien dit Pierre Darmon : « qui se souvient de ce que fut la variole, avec son cortège de morts et de maux, avec ses séquelles et ses rescapés dont la cécité ou le visage grêlé ornait jadis le paysage du quotidien ? C'est ici que l'histoire a son mot à dire ».

2. *LES COBAYES HUMAINS DES VACCINS EXPÉRIMENTAUX CONTRE LA TUBERCULOSE*

En 1912, le Dr Carl von Ruck a mené des expériences sur 262 orphelins de Caroline du Nord pour tester son vaccin vivant contre la tuberculose. Malgré des preuves suggérant que les receveurs de son « vaccin » ont succombé à la tuberculose plus fréquemment que les non-vaccinés, il a continué ses expériences (Appleman 2020).

En 1930 dans la ville Allemande Lübeck, 251 nouveau-nés ont reçu par la voie orale trois doses du nouveau vaccin antituberculeux, le BCG (Bacille Calmette-Guérin). Au total, 173 nourrissons ont développé des signes cliniques ou radiologiques de tuberculose mais ont survécu à l'infection, tandis que 72 autres sont décédés de la tuberculose (Fox *et al.* 2016 ; Donald *et al.* 2022). Cet accident mortel pourrait être causé : a) soit par un retour à l'état sauvage virulent de la bactérie, car le BCG est un vaccin entier vivant atténué, b) soit à une défaillance dans la procédure d'atténuation et/ou de sélection de la souche vaccinale, c) soit à une contamination accidentelle du vaccin par des quantités variables de *Mycobacterium tuberculosis* pleinement virulent.

Cette « catastrophe de Lübeck » a mis en doute l'efficacité et la sécurité du vaccin BCG et a stimulé la recherche d'un vaccin alternatif (Luca et Mihaescu 2013). Une alternative au BCG vivant était la vaccination avec des bacilles tuberculeux tués par la chaleur. L'un des scientifiques impliqués dans le développement ce vaccin était Eugene Opie (Directeur de l'institut Henry Phipps pour l'étude, la prévention et le traitement de la tuberculose à l'université de Pennsylvanie à Philadelphie). De 1927 à 1942, la division de la santé internationale de la Fondation Rockefeller a conduit plusieurs programmes d'étude en Jamaïque, notamment sur l'épidémiologie de la tuberculose (prévalence, nature, propagation et impact de la race) et pour expérimenter l'efficacité du nouveau vaccin. Ces études ont été dirigées par le Dr Eugene Opie et employaient divers autres médecins et chercheurs nord-américains. En 1932, Eugene Opie et son équipe ont testé le vaccin sur des lapins et l'ont ensuite expérimenté sur des humains, d'abord sur des patients de l'hôpital psychiatrique jamaïcain, puis sur des enfants et enfin sur plus de 11 000 personnes de Kingston (la capitale de la Jamaïque). Des tests tuberculiniques ont aussi été effectués dans quelques écoles et des tissus pulmonaires ont été prélevés à l'hôpital général, à l'hôpital psychiatrique et à la maison des pauvres de Kingston. Un traitement de base et un soulagement des souffrants ont été offerts afin d'inciter plus de gens à participer à ces études (Altink 2017). La plupart des patients de l'hôpital psychiatrique venaient de districts ruraux peu exposés à la tuberculose. Entre 1932 et 1938, environ 210 d'entre eux ont reçu le vaccin et 206 ont été utilisés comme témoins. Vingt-trois patients du groupe vacciné et 39 du groupe témoin ont développé la tuberculose. Ainsi, 16 personnes du groupe vacciné et 27 des témoins sont mortes de la tuberculose. Aussi, environ 300 enfants d'écoles et d'orphelinats ont ensuite été vaccinés et un nombre similaire a été utilisé comme témoin. Pour évaluer l'impact de la race, les formulaires utilisés par la clinique et dans le travail sur le terrain comprenaient des données sur la couleur de la peau. Une gamme de couleurs a été proposée pour désigner les personnes testées : noir, marron foncé, marron clair, marron pâle, blanc, indien oriental, "Sambo brown", « Race nègre » et chinois. Cette façon de procéder n'était pas sans conséquence sur la santé des cobayes humains, dont leur seule « faute » était d'être des sujets de couleur et pauvres dans un pays pauvre.

Les données historiques sont fortement critiques sur les activités de la division de la santé internationale de la Fondation Rockefeller et elles remettaient en question ses revendications humanitaires et l'ont présentée comme un simple instrument de l'impérialisme américain. Cette histoire est un des multiples cas d'abus et de mépris aux règles élémentaires d'éthique, à leur insu des sujets jamaïcains vulnérables (noirs et pauvres) ont été utilisés pour tester un vaccin potentiel que les sujets blancs vont en bénéficier en premier (Cueto 1994 ; Worboys 1999 ; Farley 2003 ; de Barros *et al.* 2009 ; Palmer 2010 ; Altink 2017).

3. *LES COBAYES HUMAINS DES VACCINS EXPÉRIMENTAUX DE LA GRIPPE*

Aussi choquant que cela puisse paraître, les médecins du gouvernement américain pensaient autrefois qu'il était acceptable d'expérimenter des vaccins et des agents infectieux sur des personnes handicapées et des détenus. Ces expériences comprenaient l'administration d'hépatite à des patients handicapés mentaux, l'injection d'un virus de la grippe pandémique dans le nez des prisonniers et autres. « Lorsque vous donnez à quelqu'un une maladie, même selon les normes de son époque, vous franchissez vraiment la norme éthique clé de la profession », a déclaré Arthur Caplan, directeur du *Center for Bioethics* de l'Université de Pennsylvanie. Pour illustration, en 1941, les virologues Jonas Salk et Thomas Francis (Université du Michigan) ont délibérément pulvérisé le virus de la grippe sauvage dans les voies nasales d'un grand nombre de patients de plusieurs établissements psychiatriques. En conséquence presque toutes les victimes de cette expérimentation, dont l'objectif était de mieux comprendre la propagation de la grippe dans les troupes armées, ont développé la maladie (Meiklejohn 1994 ; Appleman 2020).

À la fin de 1941, Salk et Francis ont effectué une deuxième expérience, financée par le gouvernement fédéral, qui avait pour objectif de tester un vaccin nouvellement créé pour les troupes américaines. Ce vaccin expérimental a été injecté à la moitié des hospitalisés de deux hôpitaux publics des habitants appauvris et à des patients de sexe masculin dans un asile d'état pour des aliénés, à Ypsilanti dans le Michigan. Plusieurs mois plus tard, les patients ont été ensuite délibérément exposés à la grippe. Cette étude a été co-écrite par le Dr Jonas Salk, qui une décennie plus tard deviendra célèbre en tant qu'inventeur du vaccin contre la polio (Meiklejohn 1994 ; Stobbe 2011 a et b). Soumise pour publication dans le *Journal of Experimental Medicine*, son rédacteur en chef (Francis Peyton Rous, de l'Institut Rockefeller) a écrit à Francis ce qui suit concernant leurs expériences : « Cela peut vous éviter bien des problèmes si vous publiez votre article... ailleurs que dans le *Journal of Experimental Medicine*. Le Journal est constamment surveillé par les anti-vivisectionnistes qui n'hésiteraient pas à vanter le fait que vous avez utilisé pour vos tests des êtres humains d'une institution étatique. Que les tests étaient entièrement justifiés, va sans dire » (Halpern 2004). Il est à noter que même dans un rapport relativement récent (*Army Medical History*), ces expériences ont été décrites avec admiration comme étant « remarquables » et avec seulement un aveu désinvolte que cela serait jugé « hautement contraire à l'éthique » aujourd'hui (Paola *et al.* 2009). Aussi, au cours de la pandémie de la grippe asiatique en 1957, des chercheurs fédéraux ont pulvérisé le virus causal dans le nez de 23 détenus de la prison Patuxent à Jessup, Maryland. L'objectif était de comparer leurs réactions à celles de 32 détenus exposés au virus, mais ayant reçu un nouveau vaccin expérimental (Associated Press 2011).

4. *LE SCANDALE DE L'EXPÉRIMENTATION DE L'HÉPATITE SUR LES ENFANTS DE WILLOWBROOK*

4.1. Présentation

Pendant la seconde guerre mondiale, les épidémies d'hépatite (qui s'appelait alors la jaunisse épidémique) ont touché plus de 50 000 soldats américains. Trouver un vaccin pour lutter contre cette pathologie et d'autres est devenu particulièrement important pour les États-Unis, d'où la création du conseil épidémiologique des forces armées. Au début des années 1950, le Dr Saul Krugman de l'université de New York (un ancien chirurgien de l'armée de l'air) est allé au conseil épidémiologique avec une proposition : il voulait créer un vaccin contre l'hépatite et connaissait l'endroit idéal où il pouvait faire ses recherches, à savoir : *Willowbrook State School*, surtout qu'à l'époque, il n'était pas rare de tester des vaccins sur des enfants. Cette école était une institution soutenue par l'état pour les enfants handicapés mentaux. Elle est située dans le quartier de Willowbrook au *Staten Island* dans la proche banlieue de New York de 1947 à 1987. Au cours de la première décennie de son fonctionnement, Willowbrook était surpeuplée, déjà envahie par les maladies, des éruptions sporadiques d'hépatite étaient courantes à l'école. Cela a encouragé Krugman et Robert McCollum (université de Yale) à utiliser ces enfants comme cobayes humains pour mener, entre 1955 et les années 1970, une vaste étude expérimentale sur les maladies hépatiques et pour rechercher un vaccin (Krugman et Shapiro 1971 ; Offit 2007 ; Paola *et al.* 2009). Les essais sur l'hépatite de Willowbrook seraient des expériences de provocation vaccinale, en exposant directement le corps des enfants au virus virulent de l'hépatite. L'objectif était de voir si ces infections intentionnellement provoquées permettraient d'empêcher l'individu de recontracter la maladie. L'établissement était surpeuplé et la liste d'attente pour s'y inscrire était longue. Pour y obtenir une place pour leurs enfants, les parents ont dû accepter les conditions de Krugman, à savoir la signature préalable d'un formulaire de consentement pour la participation à des procédures qu'il prétendait être des « vaccinations » (Rosenbaum 2020). « Afin d'obtenir une place pour ma fille (gravement autiste) à *Willowbrook State School*, j'ai dû conclure un marché faustien : consentir à lui permettre de participer à une quête pour trouver un vaccin contre l'hépatite. Je n'avais pas le choix, j'avais essayé tant d'endroits différents et tant d'arrangements, et ils n'ont pas fonctionné. Krugman m'a dit que si ma fille se joignait aux expériences, cela lui donnerait la possibilité de sauter la ligne (la longue liste d'attente) et d'être placée dans les nouveaux services de recherche plus propres avec plus de personnel. Il m'a dit aussi que l'hépatite est déjà répandue à Willowbrook, si ma fille participe aux expériences, elle pourrait obtenir « l'antidote » et pourrait tout aussi bien avoir la chance d'être vaccinée. Lorsque je lui ai demandé pourquoi les études sur l'hépatite ne pouvaient pas être menées sur des primates, il m'a répondu que l'utilisation d'animaux serait « trop coûteuse ». Je me suis senti contraint, j'avais l'impression qu'on m'avait refusé de l'aide à moins que je ne profite de cette " opportunité ", alors j'ai accepté », peut-on lire dans le témoignage d'une parente (Goldby 1971 ; Goldby *et al.* 1971 ; Beller 1973 ; Rosenbaum 2020).

Ainsi, les parents, qui avaient signé des décharges d'inscription, croyaient qu'on administrait à leurs progénitures des vaccins expérimentaux, mais en réalité la procédure consistait à infecter délibérément leurs enfants par le virus de l'hépatite. Pendant treize ans, Krugman et son équipe avaient sciemment inoculé (grâce à la concoction de lait au chocolat), des souches de virus aux enfants (handicapés mentaux, mais en bonne santé) qui entraient à Willowbrook. Dans l'une de leurs expériences qui avaient pour objectif de cultiver à vie le virus de l'hépatite, ils avaient infecté une soixantaine d'enfants en bonne santé en les nourrissant d'un extrait préparé à partir de selles de patients malades (Offit 2007 ; Breslow 2003). Des prélèvements sanguins ont été systématiquement effectués sur les victimes pour étudier les facteurs de propagation. Les victimes délibérément infectées sont tombées malades, certaines sévèrement. Elles ont développé une hépatite et ont souffert de symptômes, tels que : fièvre, nausées, vomissements, intolérance à la nourriture, jaunisse (de la peau et des yeux) et des dommages au foie. Krugman a observé leur peau et leurs yeux jaunir et leur foie grossir. Il les a vus vomir et refuser de manger. Il attendait le temps nécessaire aux enfants pour se rétablir, avant de leur inoculer le virus à nouveau dans le but de voir si quelqu'un qui s'était remis d'une hépatite resterait immunisé ou s'il allait être réinfecté une nouvelle fois. Dans d'autres essais, il s'est appuyé sur des recherches antérieures selon lesquelles donner aux enfants des anticorps de patients qui s'étaient remis d'une hépatite pourrait prévenir de nouvelles infections. À la fin de chaque essai, Krugman a publié ses résultats dans des revues médicales de premier plan, notamment le *New England Journal of Medicine*, le *Lancet* et le *Journal of the American Medical Association*.

Dès la première publication, les expériences ont été l'objet de controverses au sein de la communauté médicale. Il ne fait aucun doute que les expériences de provocation vaccinale de Krugman ont contribué à identifier deux types d'hépatites qui seront par la suite classées en virus A et B. Elles ont aussi contribué à accélérer la découverte d'un vaccin contre l'hépatite. Cependant, l'éthique de ces expériences (risquer la santé de quelques-uns au profit de beaucoup d'autres) a soulevé un vif débat et des critiques. Légalement aussi, les fausses déclarations aux parents et le fait de conditionner l'inscription de leurs enfants à cet asile psychiatrique par la signature du consentement à l'expérience de l'infection par l'hépatite (contrainte et/ou incitation) rendent ces accords invalides et éthiquement immoraux. En 1966, le célèbre éthicien médical Henry K. Beecher a publié un article intitulé « *Ethics and Clinical Research* », qui citait Willowbrook comme un exemple d'expérience clinique contraire à l'éthique et concluait : « Qu'il n'y a pas de droit de risquer de blesser une personne pour le profit des autres ». Selon le célèbre spécialiste en vaccinologie Maurice Hilleman, « Les études de Willowbrook étaient les expériences médicales les plus contraires à l'éthique jamais réalisées sur les enfants aux États-Unis ». Paul Offit (pédiatre et directeur du *Vaccine Education Center du Children's Hospital* de Philadelphie) a déclaré : « Je ne pense pas que vous sauriez jamais justifier d'inoculer un enfant avec un virus infectieux qui pourrait le tuer » (Krugman 1986 ; Beecher 1966 ; Rothman 1991 ; Harkness *et al.* 2001 ; Ross *et al.* 2001 ; Rosenbaum 2020). Cependant, Krugman a justifié l'infection délibérée des enfants en affirmant que la plupart des résidents de Willowbrook ont attrapé l'hépatite au cours de leur première année, étant donné les conditions insalubres de l'établissement, le surpeuplement, la proximité des quartiers et la propagation rapide des maladies infectieuses. Il a aussi souligné que l'étude avait été sanctionnée par le département de l'hygiène mentale de l'état de New York et le conseil épidémiologique des forces armées. De toute façon, pour lui, tant que les résultats de ses expériences profiteraient finalement à la fois au public et aux patients de Willowbrook, les souffrances causées aux enfants handicapés par l'infection intentionnelle n'ont pas d'importance, car la plupart d'entre eux en souffriraient naturellement de toute façon. Mais, il a oublié que le fait d'inoculer intentionnellement ces virus dangereux aux enfants a augmenté de 100 % le risque d'infection et ne leur a laissé aucune chance d'y échapper naturellement.

4.2. Découverte

Au début des années 1970, Donna J. Stone, une militante pour les enfants handicapés mentaux et victimes de maltraitance, a accédé à l'école en se présentant comme une récente diplômée en travail social. Elle a ensuite partagé ses observations avec des membres de la presse. En 1972, suite à une information sur les conditions de vie des résidents donnée par un médecin de l'école (Michael Wilkins) qui n'était pas impliqué dans les essais sur l'hépatite, le journaliste Geraldo Rivera (alors reporter de la télévision locale à New York) a emmené (grâce à un complice de l'institution) une équipe de tournage dans l'école. L'enquête a été diffusée sur *Eyewitness News* et a révélé, par l'occasion, l'expérimentation du virus de l'hépatite sur ces misérables. Ainsi, fut révélés l'état et les conditions inhumaines et déplorables de l'établissement : logis inconfortables, surpeuplement, salubrité, installations sanitaires inadéquates, traitements inhumains des pensionnaires, abus physiques et sexuels, enfermement dans des cages d'animaux de zoo, des adultes dormant sur des chaises dans des pièces que le journaliste a décrites comme sentant la « maladie » et la « mort », la négligence, etc. Rivera se souvient avoir vu des enfants laissés sans surveillance, nus, enduits de leurs propres excréments et se cognant la tête contre le mur. « J'imagine que la situation que j'ai vécue était similaire à celle des GI qui ont libéré les camps de concentration... le plus choquant est que le bourreau ici est de la même communauté que la plupart des victimes là-bas !!! », disait-il. Plusieurs résidents sont morts de maladies non traitées et de mauvais traitements. Cependant, le Dr Krugman a été récompensé pour son travail à Willowbrook. Cette année-là, il devient président de l'*American Pediatric Society* (Reimann 2017 ; Arnold 2020 ; Rosenbaum 2020).

Depuis, *Willowbrook State School* est devenue synonyme de honte, d'injustice sociale, d'abus, de répugnance morale et d'échecs flagrants du système psychiatrique de l'état. Les téléspectateurs ont été horrifiés par les expériences et les méthodes non éthiques de Krugman (devenues l'une des plus mémorables des cas américains de bioéthique) et par les conditions inhumaines à l'intérieur de l'institution parrainée par l'état. Un tollé public a forcé ce projet de recherche et ces études médicales à être interrompus. À peu près au même moment, un lanceur d'alerte a révélé la tristement célèbre étude de Tuskegee sur la syphilis dans laquelle des chercheurs ont délibérément laissé des centaines d'hommes noirs sans traitement et plusieurs sont morts de la maladie, bien qu'il existe un remède connu. Willowbrook faisait partie d'une longue série d'expérimentations inhumaines sur des enfants, des détenus, des personnes dans des établissements de santé mentale et des communautés minoritaires, et Tuskegee a été le point de basculement.

4.3. Controverses éthiques et conséquences réglementaires

Des accusations ont été portées contre les chercheurs qui avaient utilisé des enfants handicapés mentaux comme des « cobayes humains ». Pour se défendre, Saul Krugman a fait valoir que les taux d'infection par l'hépatite étaient de 90 % à Willowbrook, de sorte que les chances que ses hôtes humains n'auraient jamais contracté la maladie étaient très faibles. Il a également soutenu qu'il s'agissait du meilleur scénario de santé pour ces patients non consentants, car ils devaient être sous étroite surveillance et bénéficier de soins qu'ils ne trouveraient pas ailleurs que dans son service. Il fut défendu par un nombre de ses confrères. L'argument majeur de défense était : « Que pèsent quelques centaines de handicapés mentaux, qui de toute façon auraient contracté les virus, face à des millions de vies pouvant être sauvées par la découverte d'un vaccin ? » Il avait autant de fans que de détracteurs. Le sénateur de l'état de New York

(Seymour Thaler) à l'origine critique des expériences sur l'hépatite a déclaré plus tard que : « Krugman avait fait une chose magnifique ». Le Dr Franz Ingelfinger (ancien rédacteur en chef du *New England Journal of Medicine*) a également soutenu la recherche. « Comment vaut-il mieux avoir un patient atteint d'hépatite ? Accidentellement ou délibérément acquise, sous la direction d'un Krugman ou sous la garde d'un fanatique ? », a-t-il écrit (Rosenbaum 2020). Krugman a défendu l'éthique de ses études jusqu'au bout, et n'a pas été perturbé par la controverse. « Je suis aussi convaincu aujourd'hui qu'à l'époque que nos études étaient éthiques et justifiables » écrivait-il en 1986 (Krugman 1986 ; Bonnet et Robert 2009 ; Reimann 2017). Ainsi, ses expériences controversées à Willowbrook n'étaient que le début de son illustre carrière. Il est ensuite devenu directeur de la pédiatrie à l'*University School of Medicine* à New York, il a été élu président de *l'American Pediatric Society* et membre à la *National Academy of Sciences*, il a écrit un manuel classique sur les maladies infectieuses pédiatriques et il a reçu le prestigieux prix Lasker. À sa mort en 1995, il a même été félicité pour son travail qui a contribué au développement des premiers vaccins non seulement contre l'hépatite, mais aussi ceux contre la rubéole et la rougeole.

En 1974, la loi nationale sur la recherche a été adoptée dans le but de créer des règlements qui protégeaient les sujets dans les essais de recherche sur l'homme. L'une des mesures qu'il a mises en œuvre a été la création d'un groupe de travail sur l'éthique, la commission nationale pour la protection des sujets humains de la recherche biomédicale et comportementale. « La commission nationale n'aurait peut-être jamais vu le jour sans Willowbrook et Tuskegee et plusieurs autres instances », a déclaré Karen Lebacqz, l'un des premiers membres de la commission. En 1979, la commission avait publié une ligne directrice complète des principes éthiques de base qui guident les essais cliniques modernes, connue sous le nom de rapport Belmont (Principes éthiques et lignes directrices pour la protection des sujets humains). Trois principes éthiques fondamentaux ont été énoncés : le respect des personnes, la bienfaisance et la justice (Childress *et al.* 2005 ; Vollmer et Howard 2010 ; Hiroyuki *et al.* 2022). La loi nationale sur la recherche a également établi la pratique des *Institutional Review Boards* (Comités d'examen institutionnel), des comités indépendants qui doivent prendre le temps d'examiner les aspects éthiques des essais cliniques humains à ce jour.

Au cours d'un témoignage devant le congrès, Robert Kennedy (alors sénateur de New York), qui a effectué une visite inopinée à Willowbrook en 1965, a qualifié l'institution de : « Fosse aux serpents... je suis resté consterné... Il n'y avait pas de libertés civiles pour ceux qui sont placés dans les cellules de Willowbrook » (Rosenbaum 2020). La *New York Civil Liberties Union* et la *Legal Aid Society* ont déposé des recours collectifs contre Willowbrook devant un tribunal fédéral, qui ont abouti au règlement judiciaire de 1975 ordonnant que les résidents soient déplacés hors de l'établissement. À la suite de ce règlement historique, New York a réaffirmé que tous les anciens élèves avaient « le droit constitutionnel à la protection contre les préjudices ». L'indignation générée par l'affaire a été un facteur majeur contribuant à l'adoption en 1980 de la loi fédérale sur les droits civils des personnes institutionnalisées. *Willowbrook State School* a officiellement fermé ses portes en 1987.

N.B. Le cas des expériences de *Willowbrook State School* n'est qu'une illustration de nombreuses autres expériences similaires financées par le gouvernement fédéral, qui ont exposé des patients institutionnalisés à différentes souches virales pour étudier la maladie infectieuse ou dans l'espoir de préparer un vaccin.

5. *LA STÉRILISATION FÉMININE SOUS COUVERT DE LA VACCINATION DE MASSE*

5.1. Introduction

Aujourd'hui, l'on « vaccine », mais malheureusement parfois il n'y a dans le vaccin que du produit stérilisant. Un article sans auteur publié en 1995 dans le journal « *Vaccine Wkly* » rapportait qu'un prêtre, président de *Human Life International* (HLI) basé dans le Maryland, a demandé au congrès d'enquêter sur les rapports qui disent que, dans certains pays en développement, des femmes avaient reçu sans le savoir un vaccin contre le tétanos contenant le médicament anti-fertilité (l'hormone gonadotrophine chorionique humaine : hCG). Et si ces faits s'avèreraient exacts, il demandait que le congrès condamne publiquement les vaccinations de masse et coupe le financement des agences des Nations Unies et des autres organisations impliquées (Vaccine Wkly 1995 ; Lans 2007). L'hormone naturelle hCG est nécessaire pour maintenir la grossesse. Une fois injectée, elle induit la production des anticorps spécifiques qui neutralisent l'hormone et empêchent la grossesse (des avortements chez les femmes déjà enceintes et/ou l'infertilité chez les receveurs non encore fécondés). À l'automne 1994, le comité Pro-Life du Mexique se méfiait des protocoles de la campagne de vaccination à base d'anatoxine tétanique parce qu'ils excluaient tous les hommes et les enfants et appelaient à des injections multiples du vaccin uniquement chez les femmes en âge de procréer. Pourtant, une seule injection offre une protection d'au moins 10 ans contre le tétanos. Le comité a fait analyser des flacons de vaccin contre le tétanos pour y détecter la présence du hCG et a informé HLI des résultats obtenus. HLI a ensuite informé ses membres du conseil mondial et ses affiliés dans plus de 60 pays. Des vaccins antitétaniques similaires contenant du hCG ont été découverts aux Philippines, au Nicaragua et au Kenya. Outre l'OMS, les autres organisations impliquées dans le développement d'un vaccin anti-fertilité utilisant l'hCG comprennent : le fonds des Nations Unies pour la population, le programme des Nations Unies pour le développement, la banque mondiale, le Population Council, la fondation Rockefeller, l'institut national de la santé infantile et du développement humain des États-Unis, *All India Institute of Medical Sciences* et Uppsala, Helsinki et les universités d'État de l'Ohio. Le prêtre objecte que, si en effet le but des vaccinations de masse est d'empêcher les grossesses, les femmes sont des victimes mal informées, sans méfiance et sans consentement (Talwar *et al.* 1979 ; Talwar et Raghupathy 1989 ; Vaccine Wkly 1995 ; Lans 2007).

5.2. Le cas du Kenya

Au Kenya, l'association des médecins catholiques gère 54 hôpitaux, 83 centres de santé, 17 écoles de médecins et d'infirmiers au sein d'un réseau de soins. Ce réseau de soins, administré par la conférence épiscopale catholique du Kenya, mène aussi des campagnes de vaccination. Le tétanos néonatal, encore important au Kenya, était l'une des priorités du gouvernement. En mars et octobre 2014, la conférence épiscopale catholique a participé à la campagne de vaccination antitétanique soutenue par le gouvernement kenyan et organisée par l'OMS et l'UNICEF. La vaccination ciblait des patients âgés de quatorze à quarante-neuf ans, provenant notamment des populations des régions les plus reculées. Face aux rumeurs qui circulaient arguant que ce vaccin stérilise et provoque des fausses couches, la conférence épiscopale a publié un communiqué de presse alléguant que l'OMS utilisait secrètement un « contraceptif » dans sa campagne de vaccination contre le tétanos au Kenya entre 2013-2015 et a demandé au ministre kenyan de la Santé de vérifier la composition du vaccin (Nzwili 2014). Devant son refus, différents laboratoires indépendants accrédités à Nairobi ont été mandatés pour procéder à des expertises. Les tests ont montré que l'hCG se trouvait effectivement dans le vaccin antitétanique de l'OMS utilisé en 2014. Environ un tiers (entre 24 à 37,5 %) de la dose du vaccin administrée est constitué de l'hormone β-hCG, là où il ne devrait pas y être présent. Étant donné que le vaccin antitétanique a été administré en trois prises, la quantité de β-hCG reçue par les patientes est largement suffisante pour provoquer leur stérilité. Les victimes et le personnel médical voulaient alors savoir comment cette hormone, qui provoque des fausses couches, a pu atterrir (accidentellement ou intentionnellement) dans un vaccin antitétanique. Le président de la commission de la santé de la conférence épiscopale catholique du Kenya a alors accusé l'OMS, l'UNICEF et le gouvernement kenyan d'avoir délibérément inoculé du β-hCG aux patientes, à leur insu, afin de les stériliser. L'OMS n'a pas souhaité se prononcer sur le sujet. De plus, les docteurs kenyans disent que l'UNICEF et l'ONU ont déjà exercé des campagnes scandaleuses anti-tétanos tout en injectant cette même hormone de grossesse dans d'autres pays (Philippines, Nicaragua, Mexique). Ils ont ainsi administré des produits stérilisants à l'insu des patientes qu'elles prétendaient vacciner contre le tétanos, avant d'ajouter que ces données ne sont plus des accusations, mais des faits avérés (CNEWS 2014 a et b ; Soral 2014 et 2015 ; Oller *et al.* 2017).

Le cas de Kenya n'était malheureusement pas isolé. En effet, on a découvert en 2004 que l'OMS a administré pendant des années des substances stérilisantes en même temps que les vaccins contre la grippe et la polio, aux femmes indigènes des Philippines et de nombreux pays d'Afrique et d'Amérique centrale. De la même façon, plus de 40 000 hommes et femmes inuits ont été rendus infertiles par le département de la santé des États-Unis (*US Health*

Department) entre 1986 et 1993 après qu'on leur ait administré un vaccin nommé Heptavax, une drogue de stérilisation interdite dans la plupart des pays du monde (WHO 2014 ; Oller *et al.* 2017 ; Paris 2017).

6. *ESSAIS DE VACCINS EXPÉRIMENTAUX DÉGUISÉS EN CAMPAGNES DE VACCINATION : Connivence fabricants/fondations humanitaires*

La GAVI (Alliance mondiale pour les vaccins et l'immunisation) est une organisation financée par le programme de vaccination de la fondation BMGF (Fondation Bill et Melinda Gates) pour enfants, la fédération internationale des associations de fabricants de produits pharmaceutiques, la fondation Rockefeller, le fonds des Nations Unies pour l'enfance (UNICEF), l'OMS et la Banque mondiale. En connivence avec d'autres agences internationales et des organisations non gouvernementales (notamment le PATH : *Programme for Appropriate Technology in Health* : une organisation à but non lucratif basée à Seattle, USA), la GAVI a réalisé des études cliniques (parfois déguisés en campagnes de vaccination) pour tester des vaccins en utilisant, comme cobayes, des milliers d'enfants vulnérables des pays pauvres (un nombre de pays africains, Inde, Pakistan, Sri Lanka, Bhoutan, Bosnie-Herzégovine, etc.), à leur insu et sans aucun bénéfice pour eux. Ces différents pays sont devenus des sites de choix des essais cliniques pour les grandes sociétés pharmaceutiques, où elles expérimentent différents produits thérapeutiques (curatifs ou préventifs) et même des dispositifs médicaux. Des incidents d'expérimentation contraire à l'éthique et aux droits de l'homme, d'essais cliniques dépourvus de consentement dûment éclairé et de procédures médicales forcées ont été revendiqués et poursuivis (Washington 2007). Quelques affaires scandaleuses sont rapportées ci-après pour illustrer ce comportement non éthique dans les pays pauvres.

6.1. Les essais non éthiques de vaccins expérimentaux effectués en Inde

6.1.1. *Le scandale des tests du vaccin anti-PVH chez les jeunes filles indiennes*

L'infection au papillomavirus humain (PVH) est l'une des principales causes de cancer du col de l'utérus. Selon l'OMS, deux types de PVH causent 70 % de ces cancers. En Inde, les données épidémiologiques indiquent que chaque année, près de 73 000 femmes meurent de cette maladie, soit environ un quart de la charge mondiale de morbidité. Bon nombre de ces décès peuvent être évités grâce à des vaccins déjà largement utilisés aux États-Unis, en Australie et en Europe, et inclus dans leurs protocoles de vaccination recommandés (Bagla 2013 ; Kazmin 2013). Le Gardasil était le premier vaccin dirigé contre le PVH, commercialisé par Mérieux aux États-Unis depuis 2006. Le même vaccin était fabriqué et commercialisé par GlaxoSmitheKline (GSK) sous le nom de Cervarix. Les deux types de vaccins se sont avérés nocifs et peuvent même causer des pathologies graves (potentiellement mortelles) nécessitant une longue hospitalisation, notamment : des maladies auto-immunes, Sclérose en plaques (SEP), Dysplasie cervicale, Cancer cervical, etc. (Little et Grenville 2012 ; Ducoeurjoly 2014). Par exemple aux États-Unis, VAERS (*Vaccine Adverse Event Reporting System*) avait enregistré plus de 155 décès liés à ce vaccin entre 2006 et 2013 (Ducoeurjoly 2014). Cependant, malgré une sous-notification d'effets indésirables notoires, les deux firmes pharmaceutiques n'ont pas hésité à diffuser le vaccin et initier des programmes expérimentaux de vaccination pour tester leurs produits sur des populations (notamment les enfants) des pays pauvres du Sud (Inde, Afrique, etc.), dans l'espoir d'élargir son utilisation dans le monde en développement, répandant ainsi la mort et les malheurs.

En 2009, PATH a lancé ce qu'il a appelé « Projet de démonstration post-autorisation » de 3,6 millions de dollars, financé par la fondation BMGF pour tester le vaccin anti-PVH chez 25 000 à 30 000 adolescentes indiennes, dans le double objectif d'étudier le coût et la faisabilité de son intégration dans le programme de vaccination du secteur public indien et de collecter et d'enregistrer des données sur son effet sur les sujets mineurs. Aussi, PATH a mené le même projet en Ouganda, Pérou et Vietnam. En Inde, les filles (des écolières) ont été recrutées dans une population vulnérable, diminuée et sans instruction dans les états d'Andhra Pradesh et du Gujarat. Les élèves et leurs parents n'ont pas été informés et le consentement leur a été extirpé sans qu'ils soient éclairés ou conseillés sur les effets indésirables graves potentiels. Ainsi, les enfants ont été pratiquement forcés à se faire vacciner et malheureusement beaucoup en sont morts ou sont tombés malades (Bagla 2013 ; England et Hons 2013 a). L'affaire a été rapportée en août 2014 par le journal *Economic Times of India.* Selon ce rapport, des tests (essais cliniques) ont été effectués en 2009 en utilisant ces deux « marques » de vaccins expérimentaux contre le papillomavirus humain. Le Gardasil a été testé sur 16 000 enfants de dix à quatorze ans des écoles de l'Andhra Pradesh et le Cervarix a été quant à lui testé chez plus 14 000 enfants des tribus locales de Vadodara, Gujarat. Au moment de leur utilisation, les vaccins ne sont pas encore homologués, ils n'ont reçu leur approbation qu'au cours de l'essai. La sécurité et l'efficacité de ces vaccins n'ont pas été évaluées au préalable, particulièrement par rapport à la population indienne, où les adolescentes des populations pauvres souffrent généralement en grande majorité d'anémie et de malnutrition. Aucune mesure n'a été prise pour assurer la santé et la sécurité des jeunes filles. Elles n'ont pas été examinées de manière adéquate pour permettre de détecter des contre-indications. Au contraire, on leur a dit que les vaccins ne présentaient pas d'effets secondaires néfastes, même pas ceux qui étaient reconnus par les fabricants. On n'avait donc pas prévu de traitement pour les effets indésirables graves. Les médecins privés et les hôpitaux publics ne savaient pas que les jeunes filles qui venaient les consulter dans un état grave avaient été incluses dans des essais cliniques sur ces vaccins. Aucun suivi ne fut effectué. Après la vaccination, les jeunes filles ont été abandonnées à leur sort sans suivi. Plusieurs centaines d'enfants sont tombés malades dans le mois suivant l'administration du vaccin et sept d'entre eux étaient morts en 2010, mais le nombre total des mortalités causées par ces essais de vaccinations à moyen et long termes n'a pas été déterminé. Ce qui est choquant, c'est que la plupart des formulaires de consentement utilisés pour vacciner les jeunes filles ont été signés illégalement, soit par les gardiens des auberges (où beaucoup de filles résidaient), ou en utilisant les empreintes digitales de parents analphabètes.

Cette affaire n'a été découverte que lorsqu'une équipe de militants de la santé d'une organisation non gouvernementale (SAMA), spécialisée dans la santé des femmes, a décidé d'enquêter sur ce qu'il s'était passé. Les membres de cette organisation ont découvert que certaines filles sont mortes peu après leur vaccination et un total de 1 200 filles au moins étaient malades, souffrant d'une variété de symptômes, y compris : des maladies neurologiques (crises d'épilepsie, convulsions, paralysies), de graves maux d'estomac, des maux de tête, des troubles oculaires et auditifs, des problèmes vasculaires (des thromboses), des problèmes affectant les systèmes squelettique, musculaire, respiratoire et lymphatique et certaines ont développé des maladies auto-immunes nécessitant des soins à vie. À toutes ces souffrances se sont ajoutées les préoccupations des familles concernant la stérilité de leurs filles vaccinées, surtout que des nouvelles inquiétantes provenant d'Australie concernent une jeune fille de seize ans en parfait état de santé et dont la ménopause prématurée a pu être mise en relation avec le vaccin Gardasil. Cet accident rare a été rapporté pour la première fois par le *British Medical Journal* (BMJ). La situation est devenue alarmante lorsque d'autres informations ont décrit des cas semblables. Tous ces effets secondaires graves et ces événements indésirables ont été largement sous-déclarés et camouflés par les organisateurs de l'essai et les dossiers ont été falsifiés. Les décès qui ont eu lieu ont été déclarés comme n'ayant rien à voir avec l'administration des vaccins et ont été décrits comme des décès dus à des suicides, des empoisonnements par insecticides ou morsures de serpents. Dans un objectif évident de camouflage, les dates des autopsies étaient inexactes et mal documentées et au lieu d'être reprises dans le dossier de l'hôpital, plusieurs dates avaient été notées sur des feuilles de papier ordinaire et sans signatures (Bagla 2013 ; England et Hons 2014 ; Yacine 2014 ; Delepine 2018 et 2019).

Bien qu'aucune corrélation entre la mort des sept filles et la vaccination contre le PVH n'ait été établie de manière concluante, l'étude a été annulée en 2010 après que les médias locaux ont rapporté cette affaire. Le gouvernement a effectué une enquête, qui a permis de découvrir que l'organisation qui avait financé ces essais sur le vaccin contre le PVH n'était autre que la Fondation BMGF, qui a même décrit ce projet comme étant une réussite totale. En approfondissant l'enquête, un panel parlementaire (le comité permanent de la santé et du bien-être familial du parlement indien) nommé par le ministère indien de la Santé en 2010 a découvert un certain nombre de lacunes et de manquements éthiques dans l'essai du vaccin. Son rapport a condamné les organisations à but non lucratif américaines et leur partenaire indien pour les multiples irrégularités et le non-respect de l'éthique, notamment une violation flagrante du consentement et de l'exigence légale du consentement dans ces essais sur PVH. Il a noté qu'ils n'ont pas été bien gérés, n'étaient pas conformes et ne répondaient pas aux normes de bonnes pratiques cliniques. Il a critiqué l'absence de groupe témoin et l'inclussion dans l'essai de filles des communautés tribales protégées en Inde sans obtenir le consentement individuel. Les responsables de l'étude n'avaient pas permis d'obtenir le consentement éclairé des participants et n'avaient pas mis en place de mécanisme pour signaler les effets indésirables. « La sécurité et les droits des enfants dans ce projet de vaccination ont été fortement compromis et violés », indique le rapport. Il a également affirmé que : « Plutôt que de s'efforcer de protéger la santé des femmes, PATH était un outil volontaire des sociétés pharmaceutiques étrangères, son seul objectif était de promouvoir les intérêts commerciaux des fabricants de vaccin contre le PVH, en espérant convaincre le gouvernement indien de l'inclure dans son programme universel de vaccination, une liste de vaccinations obligatoires que le gouvernement est tenu de payer, ce qui leur aurait permis de récolter des bénéfices exceptionnels ». PATH a qualifié le rapport parlementaire de : « Caractérisation inexacte de cet important travail » et a déclaré qu'il n'était pas d'accord avec ses constatations, ses conclusions et son ton. Le panel parlementaire a également critiqué dans son rapport l'ICMR (*Indian Council of Medical Research*), en disant que : « Dans son enthousiasme excessif à agir en tant que facilitateur volontaire des machinations de PATH, l'ICMR a complètement échoué à remplir son rôle et sa responsabilité en tant qu'organe suprême de la recherche médicale dans le pays. Il a même transgressé dans le domaine d'autres agences, ce qui mérite la condamnation la plus ferme et l'action la plus stricte » (Bagla 2013 ; Kazmin 2013 ; Narayana Kumar 2014).

Une plainte a été portée contre la Fondation Bill et Melinda Gates (BMGF) pour avoir testé le vaccin sur des enfants en Inde, sans avoir leur consentement. D'après un article publié le 8 janvier 2013 sur Vactruth.com, par Christina England, une pétition a été déposée devant la Cour suprême de l'Inde (qu'il avait jugé recevable) concernant ces études sur les vaccins contre le PVH. La requête a été déposée contre *GlaxoSmithKline Asia Private Limited*, MSD *Pharmaceuticals Private Limited*, le programme international pour une technologie appropriée en santé (*PATH International*), le contrôleur général des médicaments de l'Inde, le conseil indien de la recherche médicale et les états d'Andhra Pradesh et de Gujarat. PATH et la fondation BMGF ont finalement été innocentés en 2020 et continuent de travailler dans le pays (Narayana Kumar 2014 ; Reuters Staff 2020).

6.1.2. *Les essais non éthiques du vaccin anti-rotavirus chez les bébés indiens*

Au milieu des années 1990, des essais expérimentaux non éthiques (financés, pour la plupart par le gouvernement américain) ont été menés dans les pays en développement d'Afrique, d'Asie et des Caraïbes pour tester de nouvelles méthodes permettant de prévenir la propagation de l'infection à VIH des femmes enceintes à leurs bébés avant ou après l'accouchement (voir ci-haut, chapitre 2, paragraphe 7 intitulé : l'expérimentation de l'AZT chez les femmes enceintes des pays du sud). Dans chacun de ces essais, certaines femmes ont été assignées au hasard pour recevoir des placebos ou d'autres traitements connus pour être inefficaces, plutôt qu'un médicament dont l'efficacité a été prouvée pour prévenir la propagation de l'infection à VIH de la mère au bébé. Ces essais expérimentaux ont causé des dizaines de décès. Malheureusement, près de 20 ans plus tard, des essais tout aussi contraires à l'éthique ont été menés en Inde. En effet, *The Lancet* a rapporté en juin 2014 qu'un nouveau vaccin expérimental anti-rotavirus a été testé contre un placebo (une solution saline) chez des bébés indiens, et ce bien que deux vaccins anti-rotavirus oraux efficaces étaient disponibles : RotaTeq de Merck et Rotarix de GlaxoSmithKline (Bhandari *et al.* 2014). Pour rappel, avant l'introduction de vaccins efficaces, presque tous les enfants dans le monde contractaient une infection à rotavirus entre 3 et 5 ans, dont plus 2 millions environ d'entre eux étaient hospitalisés chaque année. En 2013, l'OMS a publié un rapport estimant que 453 000 (420 000- 494 000) enfants sont morts en 2008 d'une infection à rotavirus dans le monde. Ce qui représente environ 5 % de tous les décès d'enfants, avec un taux de mortalité spécifique de 86 décès pour 100 000 enfants. Près de 90 % des décès dus aux rotavirus surviennent dans les pays à faible revenu en Afrique et en Asie et ils sont liés à la mauvaise qualité des soins de santé (Parashar *et al.* 2009 ; WHO 2013).

L'essai clinique en Inde (financé par plusieurs sources privées et gouvernementales, y compris la Fondation BMGF et les NIH) a inscrit environ 6 800 nourrissons en 2011 et 2012. Ces nourrissons cobayes ont été recrutés dans le milieu rural et les zones urbaines pauvres du pays. Le vaccin expérimental a été administré par injection en trois doses à 6, 10 et 14 semaines ou plus. Deux tiers des nourrissons ont reçu le nouveau vaccin expérimental et un tiers ont reçu des injections de placebo (une solution saline). Les résultats de l'essai ont montré que le nouveau vaccin était efficace pour prévenir les gastro-entérites et les hospitalisations graves induites par le rotavirus. Mais, étant donné la disponibilité de deux vaccins anti-rotavirus efficaces au moment où l'étude indienne a été lancée, le fait de ne pas fournir aux nourrissons l'un de ces deux vaccins au lieu d'un placebo a violé les normes éthiques internationales pour la conduite de la recherche humaine. Car l'efficacité (potentielle) du nouveau vaccin expérimental aurait dû être vérifiée (dans un essai clinique réglementaire) par rapport à celle des deux autres vaccins légalement approuvés. Une telle étude dans laquelle des nourrissons ont reçu un placebo n'aurait jamais été autorisée aux États-Unis, et elle n'aurait pas dû être autorisée en Inde. La poursuite de ce genre d'essais cliniques (utilisant un placebo alors qu'un autre produit thérapeutique efficace est disponible) reflète un mépris persistant des principes d'éthiques internationaux pour la recherche sur des sujets humains, en particulier celle impliquant des sujets défavorisés des pays du Sud. Autoriser de telles recherches crée un double standard qui permet à celles utilisant des conceptions inacceptables de se poursuivre dans les pays en développement, où les études cliniques ont considérablement augmenté.

6.2. Le scandale des essais de vaccins expérimentaux à travers l'Afrique

Le continent africain abrite certains des groupes et des individus les plus vulnérables au monde, souffrant de la pauvreté, du manque d'éducation, de problèmes environnementaux et d'autres problèmes. Ainsi, il a connu une forte augmentation de l'utilisant des participants humains dans les recherches biomédicales visant à expérimenter de nouveaux traitements pour des maladies émergentes ou incurables, alors que de nombreuses pathologies mortelles faciles à traiter y sévissent gravement encore (Nyika 2009). En 2013, un article de presse en Afrique du Sud a même déclaré « nous sommes des cobayes pour les fabricants de médicaments » (Child 2013). Deux essais cliniques à grande échelle, financés par la Fondation Gates, ont eu lieu à travers l'Afrique : la phase III de l'essai du vaccin antipaludique (NEJM 2011) et le projet MenAfriVac d'un vaccin expérimental contre la méningite. Malheureusement, ces deux essais ont été menés en violation du consentement éclairé et des règles d'éthiques et ont provoqué des centaines de morts et des milliers de victimes d'effets indésirables (souvent graves), qui ont été considérés par les chercheurs médicaux comme normaux et ne justifiaient pas de problèmes de sécurité. Ainsi, les deux essais ont été considérés comme des succès par les sociétés pharmaceutiques et par les NIH. Mais, étant financés en partie par la fondation Gates, cela prouve clairement un conflit d'intérêts fortement préjudiciable aux victimes innocentes (Sharmeen 2017).

Les différents essais de vaccins expérimentaux menés à travers l'Afrique sont également déguisés en programmes de vaccination financés par la fondation Gates et exécutés par ses partenaires. Ils ont eu lieu dans un nombre important de pays d'Afrique, tous avec des directives similaires non contraignantes pour régir les essais cliniques sur des participants humains (volontaires ou non). Bien que les allégations de violations des droits humains n'ont pas été étayées et n'ont pas reçu le même type de reconnaissance publique, ces essais expérimentaux ont présenté des caractéristiques et des infractions à la déontologie et à l'éthique similaires à ceux effectués sur le PVH évoqués ci-dessus en Inde et le même potentiel d'abus, en partie à cause de la faiblesse du régime juridique et réglementaire dans ces pays. La comparaison des lois nationales dans les deux régions en sort que le système juridique encadrant les essais cliniques sur les humains dans les pays africains concernés est généralement moins développé qu'en Inde, de sorte que le potentiel d'abus est encore plus grand. Cette faiblesse réglementaire pourrait ainsi expliquer la facilité avec laquelle des abus potentiels pourraient se produire au cours de la réalisation des essais sur les Africains financés par la Fondation Gates.

6.2.1. *Le scandale des essais de vaccins expérimentaux anti-Malaria*

L'essai de phase III du vaccin contre le paludisme faisait partie d'un vaste projet de PATH (*PATH Malaria Vaccine Initiative*), qui a expérimenté plusieurs vaccins contre le paludisme dans le monde. Ce projet a été rendu possible grâce aux généreuses contributions de GAVI, de l'Alliance du vaccin, du Fonds mondial de lutte contre le SIDA, la tuberculose et le paludisme, et de Unitaid (une organisation internationale d'achats de médicaments). Ces vaccins ont été administrés à plus de 20 000 patients (y compris des enfants âgés de 6 à 12 semaines et des enfants âgés de 5 à 17 mois) dans les pays d'Afrique subsaharienne (Kenya, Ghana, Tanzanie, Gabon, Malawi, Mozambique et Burkina Faso). Les essais ont utilisé la version RTS,S du vaccin antipaludique actif contre *Plasmodium falciparum*, le principal parasite responsable de cette pathologie. C'est un vaccin à base de protéines recombinantes développé et fabriqué par GlaxoSmithKline en partenariat avec l'association PATH et distribué sous la marque Mosquirix. RTS,S est l'un des deux vaccins sûrs et efficaces recommandés par l'OMS pour la prévention du paludisme chez les enfants (WHO 2024). Ces essais expérimentaux ont entraîné 151 décès et provoqué des effets indésirables graves, notamment des paralysies et des convulsions chez 1048 des 5949 enfants âgés de 5 à 17 mois. Cependant, les chercheurs médicaux ont conclu qu'il s'agissait de risques normaux attendus des vaccinations (Bonhoeffer *et al.* 2004 ; Bejon *et al.* 2008 ; Asante *et al.* 2011 ; Leach *et al.* 2011 ; NEJM 2011 ; Vekemans *et al.* 2011 ; Sharmeen 2017).

6.2.2. *Le scandale des essais de vaccins expérimentaux anti-méningite*

Le programme EVA (*Epidemic Meningitis Vaccines for Africa*) a été mené dans le cadre du projet plus large, le MVP (*The Meningitis Vaccine Project*), en collaboration entre le PATH, l'OMS, la GAVI et l'institut des sérums de l'Inde, et il est soutenu par la FDA, les CDC et le NIBSC (Institut National de Normalisation et de Contrôle Biologique) (LaForce*et al.* 2007 ; Aguado *et al.* 2015). Le projet est financé par la fondation Gates et se concentre sur le développement, l'homologation et l'introduction de vaccins abordables. Ainsi, MenAfriVac était le nom de marque d'un nouveau vaccin conjugué développé dans le cadre de ce programme pour prévenir les épidémies de méningite à méningocoque A (Men A) spécifiquement en Afrique (Trotter *et al.* 2017). Il a été introduit pour la première fois au cours du dernier trimestre de 2010 et a été expérimenté massivement (phase II d'étude clinique) dans douze pays d'Afrique de l'Ouest (Bénin, Burkina Faso, Cameroun, Centrafrique, Tchad, Côte-d'Ivoire, Éthiopie, Ghana, Mali, Niger, Nigeria et Togo). La phase I d'étude clinique avait été réalisée en Inde. En 2016, ce candidat vaccin avait été administré à plus de 270 millions de personnes dans 26 pays différents. Des événements indésirables post-vaccinaux modérés (fièvre, maux de tête, troubles gastro-intestinaux, réactions locales) et graves (convulsions, hypersensibilité, urticaire, pustulose exanthématique, angio-œdème, bronchospasme, vomissements sévères) ont été enregistrés, mais leur incidence n'a pas été clairement indiquée (Ouandaogo *et al.* 2012). Malgré ces effets indésirables, les meneurs de ce projet disent que ce vaccin était un succès (Trotter *et al.* 2017 ; LaForce *et al.* 2018 a et b).

Malheureusement, bien que les autorités des états concernés étaient impliquées dans ce programme, les données indiquaient que cette expérience de vaccination massive a été très mal menée sur le terrain, et à l'à l'instar de ce qui s'est passé en Inde avec les vaccins contre le PVH et en Afrique avec les vaccins antipaludiques, elle a été conduite au mépris total des moindres règles d'éthiques et de droits des humains. Par exemple, en décembre 2012, dans le petit village Tchadien de Gouro, situé sur le bord du désert du Sahara (Afrique), 500 enfants ont été vaccinés expérimentalement par force et à l'insu de leurs parents. Le produit injecté frauduleusement est un potentiel vaccin anti-méningite A en cours de développement, qui est encore au début de ses phases d'étude clinique (le MenAfriVac). Les enfants ont été pratiquement kidnappés, puisqu'ils ont été enfermés dans leur école et menacés (s'ils n'étaient pas d'accord pour être vaccinés de force, ils ne pourraient plus poursuivre leurs études). En quelques heures, 106 enfants ont commencé à souffrir de maux de tête, de vomissements, de convulsions sévères incontrôlables, d'hallucinations et de paralysie. Des témoins disaient que : « De nombreux enfants ont réagi dans les 24 heures suivant la réception du vaccin. Au début, ils vomissaient et se plaignaient de maux de tête, avant de tomber au sol avec des convulsions incontrôlables alors qu'ils étaient courbés avec de la salive sortant de leur bouche ». Les enfants ont dû attendre, dans la souffrance, un médecin qui n'est arrivé qu'une semaine après. Entre temps, l'équipe de vaccinateurs avait procédé à la vaccination d'autres enfants dans le village. Lorsque le médecin est finalement arrivé, il ne pouvait rien faire pour les enfants. En voyant ce qui était arrivé, l'équipe de vaccinateurs a fui le village.

À l'origine, l'affaire a été rapportée par un petit journal local appelé : « La Voix ». Il a indiqué que quarante enfants paralysés ont finalement été acheminés dans un hôpital régional (à Faya) et de là ils ont été transférés par avion à deux hôpitaux de N'Djamena, la capitale du Tchad (England et Hons 2013 b ; Yacine 2014). Depuis ce rapport, la véritable ampleur de cette tragédie est révélée, car les parents de ces enfants vaccinés ont signalé encore plus de blessures. Les citoyens ont mis le feu à un véhicule de l'administration sanitaire en signe de frustration et de colère face à la négligence du gouvernement, en scandant : « Nous souhaitons que nos enfants retrouvent la santé ». Dans une tentative désespérée de faire taire des parents traumatisés et confus, le gouvernement avait répondu à la tragédie en leur versant de l'argent. Aucune information supplémentaire n'a été fournie sur ce scandale. Comment au moins 40 enfants peuvent-ils devenir paralysés après avoir reçu un vaccin, et qu'aucun organe de presse ne couvre cette situation inquiétante ? Les médias sont devenus complètement silencieux. Il semble n'y avoir aucun rapport sur cet incident ni sur d'éventuels autres accidents ailleurs dans les autres pays impliqués dans ce programme de vaccination. La seule information disponible, à part ce seul article de journal, semble être enterrée dans un petit blog intitulé : Le blog de Makaila (makaila.over-blog.com) qui fait régulièrement le point sur la situation (England et Hons 2013 b). Ceci laisse planer un sérieux doute sur les véritables responsables de ce drame humain. Pourquoi les vaccins sont-ils poussés si fortement dans certains pays qui manquent d'eau potable et de services d'assainissement de base ? L'UNICEF n'attribue-t-elle pas les épidémies récurrentes de maladies au Tchad, y compris la méningite, à ce besoin vital et de bon sens ? Pourquoi les grandes organisations ont-elles dépensé 571 millions de dollars pour un projet de vaccination, alors que des puits permettant d'accéder à l'eau potable ont été construits pour moins de 3 000 dollars par le Comité international de la Croix-Rouge ?

Au vu de la multiplication des affaires des expériences médicales chez l'homme déguisées sous couvert de campagnes de vaccination en masse, des spécialistes accusent la BMGF, le PATH et l'OMS d'être criminellement négligents sur ces expérimentations et leurs effets secondaires, particulièrement sur une population vulnérable, sans instruction et sous-informée des pays du Sud (Réseau International 2014 ; Engdahl 2020).

6.3. Les campagnes mortelles de vaccination anti-poliomyélite

6.3.1. *Présentation*

Selon les données de l'OMS, il n'y a pas eu de cas de polio dans les Amériques ou en Europe occidentale depuis des années avant 2018. Aucun nouveau cas de virus de la « polio sauvage » n'a été détecté dans tout le continent africain depuis 2016. Les cas de poliomyélite au Pakistan et en Afghanistan sont passés d'environ 350 000 par an à 33 en 2018 (WHO 2021). Malgré ces données, une initiative mondiale pour l'éradication de la poliomyélite (GPEI : *Global Polio Eradication Initiative*) a été lancée. Cette initiative est un effort combiné de l'OMS, de l'UNICEF, des CDC, du Rotary International et de la fondation Bill et Melinda Gates (BMGF). Cette dernière aurait dépensé près de 4 milliards de dollars pour conduire une campagne de dix ans visant à développer un vaccin antipoliomyélitique oral (vivant atténué) et à l'administrer massivement aux populations dans les pays les plus pauvres du monde (Afrique et Asie). Selon Rotary International (l'un des partenaires de Gates Polio initiative) : « Gates a personnellement dirigé le développement de ce nouveau vaccin, à peu près au moment où le dernier cas de poliomyélite s'est produit en Inde, et quand beaucoup pensaient que le vaccin ne jouerait aucun rôle important dans l'éradication, mais Gates a insisté, et ce malgré que d'autres maladies mortelles beaucoup plus répandues (notamment le paludisme ou la diarrhée chronique) sévissent à travers plusieurs régions pauvres du monde ». En 2016, la diarrhée chronique a été classée par l'OMS comme la deuxième cause de décès chez les enfants de moins de cinq ans dans le monde, et en Afrique, elle a causé près de 653 000 décès (Deshpande *et al.* 2020 ; Reiner *et al.* 2020), mais Gates et ses amis semblent s'intéresser à d'autres choses. L'insistance de Gates à pousser à la vaccination massive antipoliomyélitique avec un nouveau vaccin oral à un moment où la poliomyélite est pratiquement inexistante (même dans les pays pauvres d'Asie et d'Afrique) avait malheureusement fait plus de mal que de bien aux enfants de ces régions, qui ont été utilisés comme cobayes pour tester des produits dangereux (vaccins expérimentaux non encore approuvés) sous couvert de campagnes de vaccinations (Blake *et al.* 2018 ; Saleem *et al.* 2018 ; Roberts 2019 ; Engdahl 2020 ; UNICEF 2020 ; WHO 2021 ; Cooper *et al.* 2022).

En effet, une fois administrée par la voie orale, la souche vivante atténuée du vaccin a évolué au cours de sa réplication intestinale pour retrouver ses caractéristiques sauvages virulentes, notamment sa neurovirulence et sa transmissibilité (sa capacité à se propager), entraînant des épidémies de poliomyélite. Cette souche issue du vaccin est appelée cVDPV2 (*circulating Vaccine-Derived type 2 Poliovirus*). Sa transmission entre 2016 et 2017 était limitée à seulement cinq pays (la République Démocratique du Congo, le Nigeria, le Pakistan, la Somalie et la Syrie). Cependant, l'utilisation d'un vaccin oral vivant monovalent (VPOm2) ciblant la souche virale de type 2 dans les campagnes de riposte aux flambées post-vaccinales de la maladie causées par la souche cVDPV2 a conduit lui aussi à sa nouvelle émergence. Elle s'est alors largement propagée, touchant 34 pays en février 2021 et il y a une forte crainte qu'elle se propagera d'un continent à l'autre, déclenchant une réémergence des épidémies de polio à travers le monde (Cooper *et al.* 2022). En somme, les campagnes massives de vaccination orale ont provoqué annuellement plus de cas de poliomyélite que le poliovirus sauvage, avec 1057 cas signalés en 2020. À cause de cette procédure vaccinale, le nombre total de cas de la poliomyélite a presque doublé chaque année depuis 2016 et se situe désormais à son plus haut niveau depuis 2009. Étant donné que l'éradication du poliovirus sauvage de type 2 ait été certifiée en 2015, les cas de maladie signalés au cours de la dernière décennie sont ainsi d'origine vaccinale, causés par la souche cVDPV2 (Blake *et al.* 2018 ; Cooper *et al.* 2022 ; WHO 2021). L'OMS, Gates et compagnie ont décidé d'appeler ces nouvelles épidémies de poliomyélite paralytique : « paralysie flasque aiguë », c'est une condition débilitante avec un tableau clinique pratiquement identique à la poliomyélite (Engdahl 2020). Selon les CDC américains, il y avait plus de 31 500 cas documentés de paralysie flasque aiguë dans seulement 18 pays en 2017. Cela s'ajoute à ce qu'ils appellent la paralysie de la polio associée au vaccin. Pourtant, du point de vue des symptômes cliniques, la polio dérivée du vaccin, la polio sauvage et la paralysie flasque aiguë sont identiques, tout comme la myélite flasque aiguë, un sous-type de paralysie flasque aiguë. Peut-on alors se demander ce qu'on cherche à cacher derrière cette prolifération de noms à consonance médicale sérieuse pour décrire les mêmes symptômes médicaux ? Un autre rapport (publié en 2013 sur le site *Occupy corporatism* et écrit par Susanne Posel) a déjà dénoncé la fondation BMGF et l'alliance GAVI comme étant responsables de nombreux décès parmi les enfants des pays en développement (Beaumont 2020 ; Engdahl 2020 ; UNICEF 2020).

6.3.2. *Les victimes en Asie du Sud-est*

La « phase finale » de l'effort de la campagne de vaccination de plusieurs décennies pour éradiquer la poliomyélite a subi des revers majeurs au Pakistan et en Afghanistan en 2019, qui ont enregistré 116 cas de poliomyélite sauvage, soit quatre fois plus qu'en 2018 (Roberts 2019). Déjà en 2011, le journal Express Tribune d'Islamabad (Pakistan) a publié le 17 novembre un article indiquant qu'une « enquête du gouvernement pakistanais a constaté que les vaccins contre la poliomyélite pour les enfants, financés par la GAVI, sont à l'origine de décès et d'incapacités dans tous les pays régionaux, y compris le Pakistan » (Saleem *et al.* 2018). Selon l'Express Tribune, les principales vaccinations en question étaient le vaccin contre la poliomyélite et le vaccin Pentavalent (cinq-en-un), dont on a prouvé qu'ils sont responsables de la mort et de l'invalidité d'un certain nombre d'enfants au Pakistan, en Inde, au

Sri Lanka, au Bhoutan, et Japon et en Afrique. Cette révélation surprenante fait partie d'un rapport d'enquête préparé par la commission d'inspection du Premier ministre (PMIC) sur le fonctionnement du programme élargi de vaccination (PEV), qui a été lancé en 2010 pour réduire la morbidité et la mortalité résultant de huit maladies communes aux enfants. Le PMIC (dirigé par Malik Amjad midi) qui a recommandé au Premier ministre pakistanais de l'époque de suspendre immédiatement l'administration de tous les types de vaccins financés par la GAVI. Toujours selon le même journal : « Le rapport officiel de l'enquête indique que les vaccins achetés ne sont pas testés dans les laboratoires avant leur utilisation afin de confirmer leur efficacité et leur sécurité. Ces vaccins expérimentaux non contrôlés contre la polio ont été la cause de la perte de 10 000 enfants au Pakistan. Le rapport a également établi que les vaccins financés par la GAVI ont non seulement causé beaucoup de décès dans de nombreux pays, mais sont également très coûteux ». En Inde, un article écrit par Neetu Vashishi et Jacob Puliyel publié dans *l'Indian Journal of Medical Ethics* en 2012 a écrit sur l'effort de vaccination massive contre la poliomyélite orale de Gates-CDC-WHO : « … alors que l'Inde est exempte de poliomyélite depuis un an, il y a eu une énorme augmentation de la paralysie flasque aiguë non poliomyélitique. En 2011, il y a eu 47 500 nouveaux cas supplémentaires de cette pathologie. Cliniquement impossible de la distinguer de la paralysie due à la poliomyélite mais deux fois plus mortelle, l'incidence de la paralysie flasque aiguë non poliomyélitique était directement proportionnelle aux doses reçues du vaccin oral antipoliomyélitique. Bien que ces données aient été recueillies dans le cadre du système de surveillance de la poliomyélite, elles n'ont pas fait l'objet d'une enquête… » (Engdahl 2020).

6.3.3. *Les victimes en Afrique*

En Afrique, la situation est particulièrement alarmante, où on a enregistré plus de 64 % de cas de paralysies poliomyélitiques causées par la cVDPV2 dérivée du vaccin et non pas par le virus sauvage. Bien que 196 enfants aient été paralysés par le vaccin dans 12 pays (WHO 2021), la fondation BMGF et leurs alliés à l'OMS ont proclamé, fin août 2020, que la campagne de vaccination africaine utilisant le vaccin oral antipoliomyélitique avait finalement éliminé la redoutable maladie. Une semaine plus tard, l'OMS a été forcée de faire marche arrière et d'admettre que de nouvelles épidémies de poliomyélite au Soudan étaient liées à une série continue de nouveaux cas de poliomyélite au Tchad et au Cameroun. Selon l'OMS, d'autres cas de poliomyélite ont été enregistrés dans plus d'une douzaine de pays africains, dont l'Angola, le Congo, le Nigeria et la Zambie. Mais ce qui est choquant, c'est que les épidémies seraient toutes causées par le vaccin oral antipoliomyélitique soutenu par la fondation BMGF. Dans un commentaire révélateur, le virologue Mark Pallansch des CDC (impliqué avec l'OMS et la fondation Gates dans la campagne de vaccination de masse contre la poliomyélite en Afrique, qui fait partie de l'initiative mondiale GPEI pour l'éradication de la poliomyélite) admet que « le vaccin crée beaucoup plus de cas de paralysie poliomyélitique que le nom trompeur d'éradication du la polio sauvage. Nous avons maintenant créé plus de nouvelles émergences du virus que nous n'en avons arrêtées » (Engdahl 2020). « Nous sommes clairement dans la situation la plus grave que nous ayons connue avec le programme », a ajouté Roland Sutter, qui a récemment démissionné de son poste de directeur de la recherche sur la poliomyélite à l'OMS (Roberts 2019). L'ONU vient d'admettre que de nouveaux cas de paralysie infantile ou de poliomyélite ont résulté en Afrique d'un vaccin antipoliomyélitique oral développé avec le soutien important de la fondation BMGF. Cela reflète ce qui s'est passé aux États-Unis dans les années 1950 (Beaumont 2020 ; UNICEF 2020). La persistance du poliovirus sauvage au Pakistan et en Afghanistan, ainsi que l'émergence et la propagation de nouvelles flambées de la cVDPV2 en Afrique, ont entraîné la catégorisation continue, par l'OMS depuis 2014, de la poliomyélite comme étant une urgence de santé publique de portée internationale (Zarocostas 2018).

Ainsi, la multiplication des cas d'utilisation des sujets pauvres et vulnérables des pays en développement pour expérimenter des produits thérapeutiques, sous différents prétextes (campagnes de vaccination, lutte contre des maladies vectorielles, etc.) indique que nous avons encore un long chemin à parcourir pour parvenir à la mise en œuvre d'une norme éthique internationale unique pour la recherche sur des sujets humains.

6.4. GAVI et BMGF : éthiquement condamnées

Lorsque l'appel à l'action est de « sauver des vies », une seconde pensée n'est jamais donnée. Tout objectif de « sauver des vies » est généralement considéré comme important et honorable, laissant une longue liste de questions rarement répondues : comment ces vies seront-elles sauvées, à partir de quoi et à quelle fin ? Une fois sauvées, ces vies auront-elles une meilleure qualité de vie ? ... et surtout que reçoit le sauveur en retour ? La GAVI (Alliance Globale pour les Vaccins et l'Immunisation ou *Global Alliance for Vaccines and Immunization*), le GHITF (Fonds mondial pour les technologies innovantes en santé ou *Global Health Innovative Technology Fund*) et le PATH (Programme de technologie appropriée en santé ou *Programme for Appropriate Technology in Health*) distribuent des vaccins et des médicaments aux populations vulnérables en Afrique, Inde et autres régions. Ils sont fortement financés par la Fondation Gates (BMGF), les industriels producteurs de vaccins et autres donateurs. La BMGF est la plus grande organisation philanthropique au monde et dirige la recherche et le développement de vaccins. Elle investit également massivement dans de grandes sociétés pharmaceutiques (dont Merck, Pfizer, Johnson & Johnson et GlaxoSmithKline) et le développement de produits pharmaceutiques, ce qui lui donne une grande influence dans ce secteur (Bank et Buckman 2002 ; UNDP 2013 ; Stevenson 2014 ; Vidal 2016 ; Sharmeen 2017). Depuis 1999, elle a investi 32,9 milliards de dollars sur sa dotation de 43,5 milliards de dollars dans des programmes de santé. Elle a financé des essais expérimentaux de vaccins contre le paludisme, la méningite et la polio à travers l'Afrique et des programmes de vaccination contre le papillomavirus humain en Inde et d'autres expériences vaccinales. Tous ces programmes ont entraîné de nombreux décès et blessés, avec des témoignages de vaccinations forcées et sans consentements éclairés. En fin de compte, ces campagnes de santé, sous prétexte de sauver des vies, ont déplacé les essais cliniques à grande échelle de médicaments non testés ou non approuvés vers des marchés en développement où l'administration de médicaments est moins réglementée et moins chère. En effet, le coût du développement de nouveaux médicaments aux États-Unis est d'environ 5,8 milliards de dollars. Quatre-vingt-dix pour cent de ce coût sont engagés dans les essais cliniques de phase III requis par la FDA aux États-Unis et une agence similaire en Europe. Dans les essais cliniques de phase III, les candidats vaccins ou médicaments sont administrés à des sujets humains pour surveiller leurs effets secondaires et confirmer le traitement. En raison des exigences réglementaires pour mener des essais cliniques coûteux aux États-Unis et en Europe, la délocalisation de ces essais dans des marchés émergents où les régimes réglementaires concernant ces essais sont plus laxistes et moins coûteux (Muraskin 1998 ; Hunt 2011 ; Edwards 2012 ; Roy 2012 ; Vidal 2016 ; Gabirro 2021).

La GAVI a été blâmée pour avoir utilisé des vaccins parasites et de contrefaçon qui ont causé beaucoup de morts. Contactés par courrier électronique, les responsables genevois de GAVI (Jeffrey Rowland et Dan Thomas) n'ont pas répondu. Les vaccins de la GAVI ont été interdits et retirés de tous les pays là où ils ont été utilisés. L'association des parents d'enfants handicapés de Bosnie-Herzégovine a même engagé des poursuites pénales après que les vaccins financés par la GAVI aient provoqué des handicaps. Aussi, malgré le fait que la fondation BMGF proclame ses vaccins comme étant parmi les meilleurs achats pour la santé mondiale, elle s'est trouvée une fois de plus liée à des initiatives de vaccination dangereuse en masse en utilisant des vaccins expérimentaux (non approuvés). La fondation BMGF a été aussi blâmée pour plus de 10 000 décès liés à la vaccination. Ce fait a été prouvé amplement par la scandaleuse affaire du vaccin dirigé contre le PVH en Inde, par celle de la vaccination expérimentale contre la méningite sur les enfants au Tchad et par les enquêtes gouvernementales de la vaccination contre la poliomyélite au Pakistan et en Afrique.

Étant impliqués dans ces affaires scandaleuses, certains spécialistes et les défenseurs des victimes des vaccins disent de la BMGF que : « Celui qui a fait de l'humanisme un emblème s'est fait finalement rattraper par les crimes contre l'humanité ». D'autre part, cela est contraire à l'éthique lorsque les gens qui défendent la cause des vaccins sont les mêmes que ceux qui investissent dans le développement de vaccins. En effet, la Fédération internationale des associations de fabricants de produits pharmaceutiques est la composante dominante et l'investisseur-clé de l'alliance GAVI. Les spécialistes et beaucoup de monde se demandent pourquoi le gouvernement de la Suisse n'enquête pas sur les activités de la

GAVI afin de déterminer s'il s'agit bien d'une organisation à but non lucratif, comme elle le prétend. Ils souhaitent aussi que le bien-fondé du partenariat entre l'OMS et l'UNICEF avec la GAVI soit interrogé devant l'autorité compétente de l'ONU. En dénonçant la myopie des médias occidentaux, certains spécialistes disent : « Bien que la fraude et la corruption sont révélées sur une base quasi quotidienne maintenant dans l'industrie du vaccin, les grands médias américains continuent d'ignorer largement ces scandaleuses affaires lorsqu'elles se passent hors des États-Unis ; peut-être parce qu'elles touchent la vie et le bien-être d'enfants de pays pauvres et éloignés ».

Avec la révélation de tels abus et pour prévenir les violations des droits de l'homme commises au cours de ces programmes, les lacunes du régime actuel de responsabilité des ONG (Organisations Non Gouvernementales) dans le secteur de la santé humaine en général et celui des vaccins en particulier doivent être abordées dans les deux domaines critiques : le suivi des projets et le suivi des influences potentielles et de l'exploitation entre les donateurs et les ONG (Sharmeen 2017).

De toute façon même dans les pays occidentaux, les expériences secrètes de vaccination expérimentales se sont poursuivies même tardivement vers la fin du XXe siècle. Par exemple, dans les années 1990, plus de 1500 bébés noirs et hispaniques âgés de six mois à Los Angeles ont reçu un vaccin « expérimental » contre la rougeole (une maladie infectieuse ré-émergente) qui n'a jamais été homologué aux États-Unis. Le CDC admettra plus tard que les parents n'ont jamais été informés que le vaccin injecté à leurs enfants était expérimental (CDC 2006 ; Goodbaudy 2013 ; Maddison 2013 ; Zulu 2018).

CHAPITRE 4

LA MÉDECINE AU SERVICE DE L'EUGÉNISME

1. *PRÉSENTATION SUCCINCTE DE L'EUGÉNISME*

Développé en grande partie par le scientifique britannique Francis Galton en 1883, l'eugénisme est une sombre doctrine qui visait l'amélioration de l'humanité en modifiant la sélection naturelle par l'élevage sélectif de la race humaine. Il mettait l'accent sur le courant de pensée qui donnerait aux races (ou à la lignée de sang la plus appropriée) une meilleure chance de l'emporter rapidement sur les moins appropriées. Les premiers partisans de l'eugénisme croyaient que les gens héritaient de la maladie mentale, des tendances criminelles et même de la pauvreté, et que ces caractéristiques de la population humaine pouvaient être issues du patrimoine génétique. Ces caractéristiques, soi-disant indésirables, pouvaient donc être contrôlées par exemple par la stérilisation et pouvaient être évitées en éliminant ceux et celles qui les portent. Il encourageait sélectivement des personnes de race supérieure, soi-disant saine et présentant des traits héréditaires spécifiques souhaitables (bon en naissance et noble en hérédité), à se reproduire et il décourageait la reproduction des handicapés mentaux ou de toute personne qui se situait en dehors de cette norme sociale (noires, amérindiens, et autres). Ainsi, cette volonté malsaine d'améliorer l'espèce humaine a été appliquée pendant des siècles dans un triple objectif :

- Garder une race blanche (supérieure) pure et saine en éradiquant les autres (autochtones, aborigènes, ceux qui portent une tare et tout ce qui est différent).

- Maintenir la suprématie chrétienne et occidentale en éliminant les hérétiques. Au Moyen Âge (et même plus récemment dans certains milieux sociaux), toute personne qui osait défier l'église ou exprimer une façon de penser dissidente était aussitôt qualifiée d'hérétique (d'infidèle, impie, païen), puis emprisonnée, brûlée ou décapitée.

- Améliorer le stock humain en nettoyant la société des handicapés mentaux (les crétins mentalement déficients), des immigrants, des criminels, des prostituées (les immoraux sexuels), des alcooliques, des pensionnaires d'orphelinats, des malades souffrant de maladies vénériennes, des incapables qui ne peuvent pas devenir des parents intelligents, etc. (Farral 1970 ; Palen 1986 ; Thomas 1995). Ainsi sont les traits marquants de l'eugénisme et des eugéniques du Moyen Âge et de leurs adeptes « fossiles » du temps actuel.

2. *LA MÉDECINE OCCIDENTALE DU XXe SIÈCLE AU SERVICE DE L'EUGÉNISME*

On pensait, à l'époque, que les déficiences mentales et morales étaient des caractères transmis d'une génération à l'autre par les gènes. Ainsi, la stérilisation sexuelle puis la technologie de manipulation génétique offraient aux classes moyennes l'assurance que l'harmonie sociale pourrait être rétablie en empêchant les indésirables de se reproduire. Des universitaires et des médecins s'efforçaient de recruter des spécialistes de l'hérédité dans leurs rangs et soutenaient publiquement l'eugénisme. Après la deuxième guerre mondiale, alors que les nazis étaient pendus dans le cadre de procès pour crimes liés à leurs programmes eugéniques, les leçons tirées de cette période sombre de l'histoire humaine semblaient avoir peu ou pas d'incidence sur l'application de cette abominable pratique par le monde occidental (Europe, Australie, Canada, États-Unis). Les crimes nazis mis à part, des stérilisations eugéniques forcées ont été pratiquées en Australie (jusque dans les années 1990), dans certains états (Alberta, Colombie britannique) au Canada (jusque dans les années 1970), dans une trentaine d'états américains (dans les années 1920 et 1930), dans certains pays européens (Suède et autres pays scandinaves) à la fin des années 1920 jusqu'à 1976.

Bien que l'eugénisme est généralement associé à l'Allemagne nazie, mais en fait, il a commencé quelques décennies plus tôt aux États-Unis d'Amérique et s'y est poursuivi longtemps après que l'Allemagne d'Hitler ait été en ruine. L'école Fernald (voir ci-haut, chapitre 2, paragraphe 3), et d'autres comme elle, faisait partie de ce mouvement eugéniste, qui consistait à séparer les personnes considérées comme génétiquement inférieures du reste de la société pour les empêcher de se reproduire. Cette pratique eugénique était populaire en Amérique du début du XXe siècle. Au plus fort de ce mouvement (dans les années 1920 et 1930), des expositions ont été organisées dans les foires pour enseigner cette doctrine aux gens. Le message était : « C'est bon pour l'Amérique et bon pour la race humaine » (Leung 2004). Des universités américaines proposaient aussi des cours d'eugénisme associés aux cours de génétique. Mais, ce n'était pas seulement un mouvement populaire, c'était surtout une politique du gouvernement. « On a dit aux gens, nous pouvons nous débarrasser de toutes les maladies, nous pouvons réduire le taux de criminalité, nous pouvons augmenter la richesse de notre nation, si nous empêchons seulement certaines personnes d'avoir des bébés », explique l'auteur Michael D'Antonio (Leung 2004 ; D'Antonio 2005). Des lois eugénistes ont été adoptées dès 1907, en particulier celle votée par trente-trois états (entre 1907 et 1944) rendant obligatoire la stérilisation des personnes jugées socialement inaptes : les faibles d'esprit, les malades (tuberculeux, syphilitique, épileptiques, malades mentaux, les fous...), les infirmes (aveugles, sourds, difformes...), les individus à charge (y compris les orphelins, les bons à rien, les gens sans domicile…) et les dévoyés (délinquants, ivrognes, prostituées, criminels...). Dans les années 1930, dix-sept états américains avaient des lois autorisant la stérilisation forcée. Les données les plus crédibles estiment que jusqu'à 1972, plus de 60 000 personnes furent stérilisées par vasectomie, salpingectomie ou par castration ; dont environ 10 000 femmes parfaitement normales stérilisées de force pour des raisons « légales », notamment l'alcoolisme, la prostitution et tout autre comportement considéré à l'époque comme criminel. Ces lois de stérilisation forcée furent appliquées dans les asiles financés par les fonds publics et ont surtout touché des pauvres, des femmes jeunes, des minorités ethniques et des enfants. Comme si ces procédures et lois d'extermination ne suffisent pas, les États-Unis ont intensifié leur développement « d'armes ethniques », qui sont conçues pour cibler et éliminer de manière sélective des groupes ethniques spécifiques qui sont sensibles en raison de différences génétiques et de variations de l'ADN (Larson 1970 ; Suwol 2006). En plus, tous les moyens permettant d'éliminer l'autre (l'autochtone et le différent) sont bons à essayer. Par exemple dans les années 1940, le directeur du service de santé publique des États-Unis a admis qu'il savait depuis au moins 20 ans que la pellagre était causée par une carence en niacine, mais il n'a pas agi puisque la plupart des décès sont survenus au sein de populations noires frappées par la pauvreté, des millions de personnes en sont mortes. Même plus récemment en 1990, plus de 1 500 bébés noirs et hispaniques âgés de six mois à Los Angeles ont été utilisés pour expérimenter un nouveau vaccin contre la rougeole, dont l'utilisation n'a jamais été autorisée aux États-Unis. Le CDC admet plus tard que les parents n'ont jamais été informés que le vaccin injecté à leurs enfants était expérimental. La survie de ces bébés des minorités ne préoccupe pas beaucoup les autorités et leur mort ne serait pas considérée comme une perte.

L'ère coloniale dans certaines régions s'est accompagnée d'épisodes de génocide contre les peuples autochtones. Des méthodes et des moyens physiques, biologiques et culturels ont été utilisés pour détruire un groupe de personnes sur tous les plans (physiques, moraux, sanitaires, linguistiques, culturels, destruction des fondements essentiels de leur mode de vie, etc.). Ainsi, le modèle des politiques américaines de stérilisation eugénique a été aussi calqué par certains pays européens (comme les pays scandinaves et l'Allemagne) après 1930. En juin 1948, la Diète japonaise (sous l'occupation américaine) a promulgué aussi une loi intitulée « loi de protection eugénique », visant à légaliser les stérilisations et les avortements eugéniques (Kevles 1995 ; Tsuchiya 1997 ; Aubert-Marson 2005 ; WHO 2014 ; Guematcha 2019).

En Australie, un rapport intitulé « La stérilisation des filles et des jeunes femmes en Australie », affirme que plus de 1 050 stérilisations illégales ont été pratiquées sur des femmes et des filles déficientes intellectuelles jusqu'en novembre 1997. Le rapport a été publié par la commissaire fédérale chargée de la lutte contre la discrimination fondée sur le handicap, Elizabeth Hastings. Le rapport indique : « Il semble clair que la stérilisation est pratiquée sans aucune responsabilité effective et qu'elle est illégale. La loi n'a pas réussi à protéger un nombre important d'enfants contre une atteinte importante à leur droit fondamental à l'intégrité corporelle » (Ettershank 1998).

La Suède, qui se targue depuis longtemps d'être une championne des droits de l'homme, est décontenancée par des révélations d'août

1997, selon lesquelles, avec la Norvège et le Danemark, elle a été la pionnière des « sciences » raciales et épuratrices (Broberg et Roll-Hansen 1996 ; Samsay 2000). Les révélations du journaliste Maciej Zaremba, publiées dans le journal libéral *Dagens Nyheter*, ont détaillé des décennies de contrôle de la population par le gouvernement. Selon les historiens, cette campagne de stérilisation forcée des femmes, inscrite dans la loi, est étouffée depuis des années. Les stérilisations ont commencé en 1935, ont culminé en 1946 et n'ont été arrêtées qu'en 1976. Ainsi, plus de 60 000 femmes ont été stérilisées pour débarrasser la société des types raciaux « inférieurs » et pour encourager les traits aryens. La plupart des victimes étaient dites « de qualité inférieure » ou de « qualité raciale médiocre ou mixte », c'est-à-dire les personnes ayant des difficultés d'apprentissage ou n'appartenant pas (ou peu) au « stock de sang nordique commun ». Certaines victimes étaient considérées comme « inférieures » sur le plan éducatif, car elles n'avaient pas de lunettes et ne pouvaient pas voir le tableau noir de l'école. Elles sont alors envoyées à l'hôpital où elles se faisaient stériliser. La question est douloureuse dans un pays qui se targue d'une tradition d'État-providence visant à venir en aide aux nécessiteux. La ministre des Affaires sociales, Margot Wallstrom, a admis que ce qui s'était passé n'était que barbare. Maciej Zaremba un journaliste suédois écrit : « Établir des comparaisons entre la Suède et l'Allemagne nazie équivaut à frotter le fer dans une plaie pour de nombreux Suédois, qui ressentent déjà la neutralité de la Suède pendant la seconde guerre mondiale et l'aide offerte par les gouvernements à l'effort de guerre allemand. La différence la plus étonnante est la différence idéologique. En Allemagne, c'étaient les nazis et en Scandinavie, c'étaient les États-providence qui se montraient le plus disposés à se purifier de types raciaux ou socialement inférieurs ».

Au Canada, pendant plus d'un siècle, les principaux objectifs de la politique citoyenne du Canada étaient d'éliminer les autochtones, d'ignorer leurs droits ancestraux, de mettre fin aux traités et, par différents types de processus, de faire en sorte que les peuples autochtones cessent d'exister en tant que peuples distincts sur les plans juridique, social, culturel et en tant qu'entités religieuses et raciales. La création et le fonctionnement des pensionnats étaient un élément central de l'application de cette politique eugénique. Dans l'objectif déclaré de « civiliser et christianiser » les enfants autochtones, il était nécessaire de les séparer de leurs parents et de leur communauté d'origine et de les placer dans des pensionnats. Ainsi, entre 1867 et 2000, le gouvernement canadien a envoyé plus de 150 000 enfants autochtones dans des pensionnats surpeuplés partout dans le pays, où ils ont été victimes de toutes les procédures imaginables au service de l'application de la doctrine eugénique (corvée des tâches, sous-alimentation, négligence sanitaire, mauvais traitements moraux et physiques, abus sexuels, stérilisation obligatoire, etc.). Ces pensionnats sont été contrôlés par les églises jusqu'à dans les années 1960, avant de passer sous gérance des gouvernements régionaux (*Truth and Reconciliation Commission of Canada* 2015 ; Guematcha 2019).

La stérilisation obligatoire a fonctionné selon les mêmes mécanismes globaux d'institutionnalisation, de jugement et de chirurgie que le système américain. Le professeur Douglas Wahlsten, éminent psychologue à l'université de l'Alberta, a décrit le gouvernement de l'Alberta comme « la seule juridiction de l'Empire britannique où la stérilisation eugénique a été vigoureusement mise en œuvre et où l'*Alberta Eugenics Board* a pleinement fonctionné ». Dans l'état de l'Alberta, les victimes ont été stérilisées en application de la *Sexual Sterilization Act* en vigueur depuis son adoption en 1928, et qui n'a été abrogée que dans les années 1980. Une loi identique sur la stérilisation sexuelle (*An Act respecting Sexual Sterilization, assented to 7th April, 1933. Sexual Sterilization, Chapter 59*) a été aussi adoptée à l'Assemblée législative de l'état de la Colombie-Britannique en 1933 autorisant la stérilisation involontaire (obligatoire) des enfants indiens détenus dans les pensionnats (Kevin 2010).

Trois centres de stérilisation ont été établis dans des communautés autochtones très peuplées : à l'hôpital R.W. Large (*United Church*) de Bella, à l'hôpital indien de Nanaimo et au Charles Camsell (United Church) *Indian Hospital* à Edmonton, en Alberta. Ainsi, en vertu de cette loi, des milliers d'aborigènes indiens (enfants, hommes et femmes) seront involontairement stérilisés dans ces installations jusqu'aux années 1980, et bien sûr, ceux qui étaient malades et n'allaient jamais à l'hôpital. L'école provinciale de formation pour les déficients mentaux de Red Deer était particulièrement un centre principal de cette politique gouvernementale de nettoyage social. Pratiquement toutes les personnes qui y entraient étaient considérées comme ayant des gènes inférieurs et avaient été stérilisées de force. Dans le cas des victimes qui ont osé porter plainte, les documents prouvent comment la science et la psychologie ont été détournées pour justifier un programme politique élitiste et raciste. L'un des aspects les plus effrayants de la politique albertaine en matière de stérilisation est la manière dont elle était dissimulée dans la respectabilité scientifique par la création du conseil de l'eugénisme : quatre adultes, dont deux médecins, qui interrogeaient les enfants à l'âge de la puberté. Peu importait ce que l'enfant terrifié avait dit, le verdict était presque toujours le même : une stérilisation.

Malheureusement, ce processus de stérilisation n'a pas pris fin avec les écoles résidentielles et les pensionnats. Des centres de stérilisation ont été ouverts, dans lesquels les jeunes gens étaient drogués et stérilisés, surtout s'ils n'étaient pas chrétiens. Les garçons étaient parfois mis devant des rayons X intensifs afin d'être rendus stériles, ou bien on leur faisait boire des poisons. Lorsque des bébés, souvent le fruit de viols par les pasteurs et compagnie, naissaient quand même dans ces institutions pensionnats, on les tuait tout simplement (Akhtar 2010 ; Ceri 2012 ; Akhavan 2016 ; Donde Vamos 2019 ; Guematcha 2019).

Ces histoires terribles nous donnent l'impression que les gens ne font jamais le mal aussi joyeusement que lorsqu'ils le font par conviction religieuse et par dogmatisme. Malheureusement, les drames récents et actuels dans différentes régions du monde changent mon impression à une certitude. On estime qu'entre un tiers et la moitié de toutes les femmes aborigènes de l'Ouest canadien et de l'Alaska ont été stérilisées par des méthodes intrusives physiques ou chimiques autour de 1980. D'après l'IJRC (*International Justice Resource Center*) : « Les femmes autochtones au Canada ont été soumises à la stérilisation forcée (sans le consentement libre, préalable, complet et éclairé) dans les hôpitaux publics, depuis plusieurs décennies et jusqu'en 2018. Les médecins pratiquent le plus souvent ces stérilisations lorsque la femme est en travail ou en post-partum immédiat, en utilisant une procédure de ligature des trompes qui l'empêche définitivement de retomber enceinte naturellement et qui peut avoir de profondes conséquences pour elle et sa famille. Pour les cas les plus récents connus impliquent des femmes stérilisées alors qu'elles ont expressément refusé leur consentement, tandis que d'autres femmes subissent des pressions indues et d'autres n'ont tout simplement pas été informées. Cette pratique semble cibler de manière disproportionnée, voire exclusivement, les femmes autochtones. Des dizaines de victimes se sont manifestées d'elles-mêmes depuis fin 2017, mais l'ampleur du problème est inconnue car il n'y a pas eu d'enquête approfondie et en raison d'un manque de données accessibles au public » (IJRC 2022).

Ainsi, la stérilisation coercitive et involontaire dans le but d'améliorer et de purifier la constitution génétique de l'espèce humaine (la race blanche) est l'une des implications des sciences médicales dans l'application des dogmes eugéniques. Elle est devenue un instrument de contrôle des populations et de la santé publique aux beaux jours de l'eugénisme, entre 1870 et presque la fin du XXe siècle 1945 (Kevles 1998 ; Kerr et Shakespeare 2002). Au début du siècle dernier, des lois autorisant et encourageant la stérilisation coercitive ont été adoptées dans de nombreux pays, dont les États-Unis d'Amérique, le Canada, l'Allemagne, le Japon et les pays scandinaves. Plusieurs centaines de milliers de personnes (en particulier des personnes handicapées mentales ou physiques ou issues de minorités ethniques, religieuses ou autres) ont été délibérément stérilisées sans leur consentement. Dans le témoignage d'une victime survivante, on peut lire : « Nous avons pensé pendant longtemps que nous ne faisions pas partie de l'espèce. Nous pensions que nous étions une sorte de, vous savez, des gens qui n'étaient pas censés naître... et c'était précisément leur désir » (Nash et Navias 1992 ; Broberg et Roll-Hansen 1996). Dans les années qui ont suivi la seconde guerre mondiale, la plupart des pays ont réformé leurs lois et pratiques, abandonnant la stérilisation eugénique et renforçant les exigences du consentement éclairé. Cependant, dans certains pays, il a fallu plus de temps pour s'éloigner de la stérilisation eugénique et ces pratiques illégales ont continué, mais de manière plus cachée. En effet, le taux de stérilisations chimiques administrées sous couvert de vaccins parmi les indigènes a en fait augmenté, particulièrement dans le tiers monde, sous des programmes relativement secrets conduits parfois par l'OMS et les Nations Unies (Brown 1984 ; Nash et Navias 1992 ; Tsuchiya 1997 ; Ettershank 1998 ; Samsay 2000 ; WHO 2014).

Aussi, la pseudoscience de l'eugénisme et du darwinisme social a été utilisée au XXe siècle aux États-Unis pour justifier l'exploitation expérimentale et le traitement médical de mauvaise qualité des noirs, des Amérindiens et des personnes vulnérables et institutionnalisées. Concernant ce type populations (particulièrement les Afro-américains et les Amérindiens), les détails choquants sur l'expérience notoire de Tuskegee ne sont qu'une forme des atrocités médicales similaires mais moins connues, en particulier par ceux qui n'ont pas subi d'oppression raciale. Ces atrocités médicales ont été l'œuvre d'une partie du corps médical gouvernemental des forces armées, des prisons, de certains hôpitaux et universités et des institutions privées. Aussi choquant que soit, l'incident de Tuskegee n'était que l'un des nombreux abus médicaux commis contre les Afro-Américains tout au long de l'histoire des États-Unis et n'était probablement pas le pire. De l'ère de l'esclavage à nos jours, en commençant par les premières rencontres entre les noirs américains et les chercheurs médicaux occidentaux et la pseudoscience eugénique raciste qui en a résulté, les esclaves et les affranchis ont été utilisés dans les hôpitaux pour des expériences menées à leur insu (Harriet 2007). C'est un modèle à multiples facettes d'abominations eugéniques et de pratiques et recherches médicales contraires à l'éthique, erronées et nuisibles. Les patients (non informés et inconscients) ont été soumis intentionnellement (parfois par curiosité scientifique) à des expériences douloureuses, sadiques, risquées, mortelles ou mettant leur vie en grave danger, telles que : la castration, la stérilisation des mères noires, la chirurgie invasive, la vaccination non testée au préalable, l'injection de substances radioactives, les brûlures intentionnelles, l'exposition à des niveaux mortels de chaleur, la libération de moustiques porteurs d'agents responsables de maladies vectorielles (dengue, paludisme, fièvre jaune) dans les quartiers afro-américains dans le cadre d'une expérience menée par *l'Army Chemical Corps* pour tester l'efficacité des moustiques en tant qu'une forme de guerre biologique, etc. À tout ça s'ajoutaient la discrimination, l'oppression, l'injustice sociale, la négligence, la privation des besoins médicaux essentiels. Même les cadavres noirs ont été volés dans les cimetières pour être utilisés dans les écoles de médecine et certains ont été exposés dans des musées en tant que curiosité anatomique. Les conséquences de ces pratiques médicales eugéniques étaient dévastatrices pour le bien-être de millions de citoyens afro-américains (Harriet 2007).

CHAPITRE 5

LES COBAYES HUMAINS DES EXPÉRIENCES DES PROGRAMMES SECRETS DU GOUVERNEMENT AMÉRICAIN EN TEMPS DE PAIX

1. *INTRODUCTION*

En juin 1953, l'armée des États-Unis a officiellement adopté des directives concernant l'utilisation de sujets humains dans les tests et la recherche chimiques, biologiques ou radiologiques. L'autorisation du secrétaire de l'armée était désormais requise pour tous les projets de recherche impliquant des sujets humains. Cependant, ces lignes directrices ont laissé une échappatoire, elles n'ont pas défini quels types d'expériences et d'essais nécessitaient une telle approbation du secrétaire et ceux qui n'y sont pas soumis (*Institute of Medicine* 1993 ; Moreno 2001). Une enquête approfondie menée par le New York Times et publiée en 1974 a permis de mettre de la lumière sur un grand nombre d'expériences et d'essais sur le terrain réalisés secrètement par la CIA et l'armée (le pentagone) entre 1950 et 1970 sur des sujets humains, y compris des citoyens américains (Hersh 1974 ; Treaster 1975 ; McCarthy 2008). Ces expériences sont généralement classées sous des noms codifiés de projets et de programmes secrets (Mkultra, TD, Mknaomi, Bluebird, Artichoke, Third chance, Derby hat, Mksearch, Mkoften, Manhattan, Green Run, Gabriel, Sunshine, etc.). Certaines de ces expériences ont eu pour objectif d'aider l'armée et les agences de renseignement à développer des techniques plus efficaces de torture et d'interrogatoire par la manipulation mentale et le développement de techniques de contrôle et de programmation de l'esprit humain, en utilisant différents produits et procédures (chimiques, biologiques, chirurgicaux, thermiques, électriques, drogues, hallucinogènes, techniques d'interrogatoires, tortures, l'hypnose, etc.). Les origines des recherches dans ce domaine remontent aux expérimentations menées dans certains camps de concentration nazis, en particulier celui de Dachau (Horrock 1977 ; Otterman 2007 ; Douglas 2016). Mais, le plus grand nombre de ces projets vise à développer des armes nucléaires, biologiques, chimiques, entomologiques et autres. Les victimes de ces programmes secrets de recherches, financés par le gouvernement des États-Unis, se comptent par dizaines de milliers. Dans la plupart des cas, des personnes (et une population américaine ciblée) sont utilisées à leur insu et ne savaient pas qu'elles étaient soumises à différents types de substances et de traitements dangereux (rayonnements ionisants, substances radioactives, agents pathogènes (directement ou à travers des vecteurs), agents biologiques, substances chimiques toxiques, manipulations génétiques, contrôle de l'esprit, modification du comportement, etc.). Ces essais ont eu des effets dévastateurs sur des citoyens américains alors que le grand mensonge était imposé au public selon lequel leurs retombées étaient sans danger et bénéfiques pour la société et sa sécurité (Cole 1996 ; Friedman 2005 ; McCoy 2006 ; Otterman 2007).

Pour réussir ces multiples projets gouvernementaux top secret, le département d'État américain, le renseignement de l'armée et la CIA ont lancé en 1945 « le projet *Paperclip* » qui visait à recruter les scientifiques expérimentés nazis en leur offrant des salaires, l'immunité contre les poursuites et des identités secrètes en échange de leurs travaux sur ces projets (Suwol 2006). Les mêmes faveurs ont été allouées aux criminels de guerre et scientifiques japonais en échange des données qu'ils avaient recueillies suite à leurs expériences médicales sur les humains (essentiellement sur les populations occupées et les prisonniers) et leurs travaux de recherche sur la guerre biologique. Ces faits ont été reconnus par le gouvernement américain en 1995. Ainsi, pour les stratèges militaires et sécuritaires américains les fins justifient les moyens. Ils se permettent eux-mêmes des agissements et des aberrations qu'ils reprochent ou interdisent catégoriquement aux autres. Pour accomplir leurs sales œuvres, ils n'ont eu aucun problème de conscience, ni souci moral ou remords d'engager secrètement des scientifiques criminels (nazis et japonais) qu'ils ont par ailleurs condamnés publiquement.

Malheureusement, une grande partie de l'information concernant les résultats des multiples programmes et projets secrets américains a été étouffée au nom de la sécurité nationale, par crainte que des poursuites ne compromettent l'atteinte des objectifs de ces projets.

D'ailleurs, afin d'éviter les soupçons, l'ordre a été donné de remplacer le mot « expériences » par « enquêtes » ou « observations » chaque fois qu'une étude médicale est effectuée dans le pays. En1994, le sénateur John D. Rockefeller a publié un rapport révélant que pendant au moins 50 ans, le ministère de la Défense avait secrètement et intentionnellement soumis des centaines de milliers de militaires à des expériences d'exposition à différents types de substances dangereuses (ypérite, gaz moutarde, gaz neurotoxiques, rayonnements ionisants, substances chimiques psychotropes, des hallucinogènes, des drogues et autres).

En raison de leur caractère top secret, une bonne partie des informations sur les expériences menées dans le cadre de ces programmes et projets reste enfermée dans les dossiers du gouvernement. Ainsi, les données et les articles les concernant sont vraiment rares. Pour illustration, certaines de ces expériences (parmi de nombreuses autres) liées à ces programmes de recherche parrainés par le gouvernement américain pendant la guerre froide sont brièvement rapportées ci-dessous. Les informations les concernant sont issues de certains documents qui ont été déclassifiés et rendus publics pour la première fois en milieu des années 1970.

2. *LES VICTIMES DES EXPÉRIMENTATIONS DES RAYONNEMENTS IONISANTS ET D'ISOTOPES RADIOACTIFS*

2.1. Introduction

Nous vivons dans un nuage de rayonnement de différents types : la lumière visible, les rayons ultraviolets du soleil, l'infrarouge d'une lampe chauffante, les micro-ondes, les ondes radio... et les rayonnements ionisants liés à certains types d'activités (essentiellement les procédures médicales) et l'usage de certains appareils (téléviseurs, téléphones et ordinateurs portables, détecteurs de fumée, etc.). Un rayonnement est dit ionisant s'il possède une énergie suffisante pour déplacer un ou plusieurs des électrons d'un atome, créant un ion (atome chargé électriquement). En plus du rayonnement ionisant naturel ou rayonnement de fond (ayant plusieurs sources), on trouve aussi des rayonnements ionisants générés par l'activité humaine. Les exemples les plus courants sont les rayons X et leurs familles, les rayons gamma et bêta émis par des matières radioactives, et les neutrons qui sont émis lors de la scission (fission) des atomes dans un réacteur nucléaire. À une dose supérieure à celle du rayonnement de fond et même l'exposition chronique à de très faibles doses, ces rayonnements ionisants sont néfastes pour la santé.

Aux États-Unis, la publication du ministère de la Santé, de l'Éducation et du Bien-être des règles pour protéger les sujets humains dans les recherches a permis de révéler que plus de 4 000 expériences de rayonnement, parrainées par le gouvernement fédéral, ont été menées entre 1944 et 1974. En 1947, le colonel E.E. Kirkpatrick de l'AEC des États-Unis a publié un document secret (document 07075001, 8 janvier 1947) indiquant la date à partir de laquelle l'agence avait commencé à administrer des doses intraveineuses de substances radioactives à des sujets humains (http://www.apfn.org/apfn/experiment.htm). En février 1995, le bureau des expériences sur les rayonnements humains du département de l'énergie (DOE) a publié un rapport intitulé : « *Human Radiation Experiments : The Department of Energy Roadmap to the Story and the Records* » (DOE 1995 a) et en juillet de la même année il a publié : « *Human Radiation Experiments associated with the U.S. Department of Energy and Its Predecessors* » (DOE 1995 b). Ces rapports donnent de brèves descriptions de plus de 2 000 projets identifiés comme ayant un lien entre les humains et les rayonnements et répertorient 425 expériences d'irradiation humaine menées par le DOE, l'AEC, l'ERDA (*Energy Research and Development Administration*), le MED (*Manhattan Engineer District*) et l'OSRD (*Office of Scientific Research and Development*) au cours des années 1940-1995 et qui ont attiré l'attention du grand public (DOE 1995 a). Ces expériences incluent l'exposition intentionnelle des individus aux rayonnements ionisants et celles impliquant des rejets intentionnels de rayonnements ionisants dans l'environnement qui ont été conçues pour tester l'étendue de l'exposition humaine aux rayonnements et leurs effets sur la santé des populations. Ces expériences n'incluent pas les pratiques cliniques courantes et de routine, telles que les méthodes de diagnostic et de traitement établies, impliquant des expositions accidentelles aux rayonnements ionisants. Ainsi, des dizaines de milliers de victimes ont été sciemment soumises à des radiations expérimentales à leur insu, sans aucune information ni consentement (Pacchioli 1996).

En plus des rapports du DOE, les sources documentaires primaires des données sur ces expériences de rayonnement humain proviennent aussi des rapports de l'AEC et de ceux préparés pour la Chambre des représentants des États-Unis, par différentes commissions, tels que : a) le rapport intitulé : « Audiences sur le programme d'irradiation totale du corps humain (TBI) à Oak Ridge », présenté le 23 septembre 1981 par la commission de la science et de la technologie ; b) le rapport intitulé : « Les cobayes des nucléaires américains : trois décennies d'expériences de rayonnement sur des citoyens américains », préparé en novembre 1986 par le comité de l'énergie et du commerce, et autres sources.

Le 15 janvier 1994, le président Clinton a créé un comité consultatif concernant les expériences de rayonnements ionisants sur les humains (ACHRE : *Advisory Committee* on *Human Radiation Experiments*) dans l'objectif d'enquêter et de préparer un rapport sur l'utilisation des êtres humains dans ces expériences financées par le gouvernement fédéral (ACHRE, 1995). Présidé par Ruth Faden (directrice de la bioéthique à l'université Johns Hopkins) le comité comprenait des historiens, des éthiciens, des avocats et un représentant du grand public. « Nous avons vu que beaucoup de gens étaient touchés par l'ère nucléaire, et nous avons eu la chance d'entendre beaucoup d'entre eux au cours des 18 mois d'enquête », explique l'historienne médicale Susan Lederer (professeur agrégé de sciences humaines au *Hershey Medical Center* de Penn State et membre du comité ACHRE). « Notre mandat comportait plusieurs volets : d'abord, pour raconter l'histoire des expériences (ce qui s'est passé et pourquoi), pour déterminer si les gens étaient toujours en danger et ensuite pour évaluer si les protections actuelles sont adéquates... Une partie du problème était de comprendre vraiment le pourquoi et le comment des expériences de rayonnement et pourquoi cette histoire n'avait jamais été correctement écrite en premier lieu », disait Lederer. Le peu d'informations que ces expériences aient fournies sur la rétention et l'absorption de matières radioactives par le corps, ne pourrait jamais cacher leurs caractères répugnants et inhumains et ne pourrait jamais non plus justifier l'utilisation des sujets humains comme cobayes et dispositifs d'étalonnage de substances hautement dangereuses. Surtout que les expériences ont été menées avec une fréquence inquiétante sur des sujets issus de populations vulnérables : personnes pauvres, âgées, retardées, nourrissons, détenus, patients d'hôpitaux souffrant d'affections terminales..., et que certaines expériences n'ont servi à aucun traitement médical ou but thérapeutique apparent.

Les informations sur ces expériences se sont échappées au fil des ans, mais le gouvernement n'a jamais fait de comptes rendus fidèles au peuple américain sur cette période de la guerre froide. Ci-dessous sont citées pour illustration certaines de ces expériences de rayonnement financées par le gouvernement fédéral américain et effectuées sur des victimes à leur insu et de manière non éthique.

2.2. Les expériences du projet Manhattan de 1945 à 1947

Ce projet est lié à celui de Los Alamos, qui vise la conception des armes à base d'uranium-235 et de plutonium-239 (Pu-239). L'objectif déclaré des expériences du projet Manhattan était de déterminer l'incorporation du plutonium dans le corps et la quantité excrétée dans l'urine et les fèces, afin de développer un outil pour protéger les travailleurs qui produisaient et façonnaient du plutonium métal pour une utilisation dans les premières bombes atomiques. Ainsi, des doses de 95 à 5 900 nano-curies de plutonium ont été administrées à dix-huit personnes, dont trois patients à l'hôpital Billings de l'université de Chicago (Moss et Eckhardt 1995). Le caractère secret de ces études et le fait que les sujets n'ont pas été informés de ce qui leur était fait ont suscité l'indignation et la méfiance du grand public à l'égard des pratiques des laboratoires nationaux (Moss et Eckhardt 1995 ; Langham *et al.* 1962 ; Hempelmann *et al.* 1973 ; Voelz 1975).

Aussi, en 1945 l'AEC a mis en œuvre le « Programme F ». Il s'agit de l'étude américaine la plus approfondie concernant les effets du fluorure (le composant chimique clé de la production de bombes atomiques) sur la santé. Il s'est avéré que le fluorure est l'un des produits chimiques les plus toxiques connus pour la santé humaine. Il provoque, particulièrement, des effets néfastes marqués sur le système nerveux central. Cependant, une grande partie de l'information est passée sous silence au nom de la sécurité nationale, de peur que des poursuites judiciaires ne compromettent la production à grande échelle de ce produit (Suwol 2006).

2.3. Les expériences du projet « Green Run » de 1949

Dans le cadre de ces expériences secrètes sur le terrain, l'AEC des États-Unis a (intentionnellement et l'insu des citoyens) libéré en 1949 des isotopes radioactifs (l'iode-131 et du xénon-133) dans l'atmosphère près du site de Hanford à Washington. Une zone estimée à plus 2 000 km^2, contenant trois petites villes, a été contaminée (Goliszek 2003).

En 1950, le ministère de la Défense a lancé des plans pour faire exploser des armes nucléaires dans les zones désertiques et surveiller les problèmes médicaux et les taux de mortalité chez les résidents sous le vent (pollués par la radioactivité portée par le vent).

2.4. Les expériences des projets secrets « Gabriel », puis « *Sunshine* » de 1949 à 1970

Au début de la guerre froide, les essais « d'armes » nucléaires atmosphériques avaient dispersé la contamination radioactive dans le monde entier. Afin de surveiller les effets des retombées radioactives de ces essais et pour savoir si elles pourraient menacer la viabilité de la vie sur terre, les chercheurs de l'époque ont estimé que l'examen des corps humains pourrait révéler la facilité avec laquelle la radioactivité est absorbée et donc les dommages organiques qu'elle pourrait causer (Hodges 1950 ; AEC 1953 ; Goncalves 2001). L'analyse du taux de strontium-90 (Sr-90) dans les os était particulièrement intéressante et les nourrissons étaient une matière cible privilégiée, car leur organisme est plus susceptible d'absorber de nouveaux contaminants (Hodges 1950 ; AEC 1953). Ainsi, le gouvernement fédéral américain (à travers l'AEC) a établi un réseau mondial (États-Unis, Royaume-Uni et Australie) pour collecter secrètement des tissus humains. Ce projet secret, lancé au départ (en 1949) sous le nom « *Gabriel* », a donné ensuite naissance en 1953 au programme connu sous le nom de code « projet *Sunshine* ». Il visait la collecte des organes et d'os humains du monde entier, en mettant particulièrement l'accent sur les nourrissons. Ainsi, des organes, et même des corps entiers et des bébés morts ont été volés, ou récupérés de manière illégale pendant plus de trois décennies dans certains des principaux hôpitaux de ces pays (AEC 1953 ; Lapp 1959 ; Leary 1995 ; Kirchmann 1998 ; Roff 2021). Des scientifiques britanniques de *Harwell* et du *Medical*

Research Council ont collecté environ 6 000 corps d'enfants morts entre 1955 et 1970 (Goncalves 2001). Les parents et les familles n'ont pas été informés de ce qui était fait avec les parties du corps de leurs proches. Les os ont été incinérés et les radio-isotopes des cendres ont été analysés.

Les révélations d'une enquête, commandée par l'ancien président Bill Clinton, sur le programme du « projet *Sunshine* » de « vol de corps humains », ont été cinglantes : « Les chercheurs ont utilisé la tromperie pour solliciter des os de bébés décédés auprès d'intermédiaires ayant accès à des restes humains ». Parmi les documents obtenus se trouve la transcription d'une réunion secrète des esprits les plus vifs de ce projet tenue le 18 janvier 1955, à Washington. Ces documents montrent que Willard Libby, un scientifique renommé de l'université de Chicago, a demandé à ses collègues de contourner la loi dans leur quête de récupérer des corps. « Les échantillons humains sont d'une importance primordiale, je ne sais pas comment les obtenir, et si quelqu'un sait comment faire un bon travail d'enlèvement de corps, et en particulier dans le groupe d'âge jeune, il servira vraiment son pays... Nous avons engagé un cabinet d'avocats coûteux pour rechercher la loi sur le vol de corps. Ce n'est pas très encourageant. Cela montre à quel point il sera difficile de le faire légalement » a déclaré Libby (Leary 1995 ; Goncalves 2001). Libby est décédé en 1980 après avoir remporté le prix Nobel de chimie en 1960 pour avoir développé la méthode de datation utilisant le carbone 14 radioactif. Ces études du « projet *Sunshine* » ne doivent pas être confondues avec la *Baby Tooth Survey* (Enquête sur les dents de lait), qui a été entreprise au cours de la même période (Roff 2021).

2.5. Les expériences du projet « *Chariot* »

Dans le cadre d'expériences sur le terrain, l'AEC avait procédé, entre 1958 et 1962, à la propagation de matières radioactives sur les terres des autochtones Inupiat à Point Hope, en Alaska. Cette étude était intitulée « Projet *Chariot* » (O'Neill 1989 et 2007).

2.6. Les expériences de radiation du corps entier des patients cancéreux

Ces expériences ont été effectuées de 1960 à 1971 de manière non consensuelle dans le centre médical de l'université de Cincinnati par le Dr Eugene Saenger pour le compte du ministère de la Défense. Le Pentagone essayait de déterminer les effets aigus sur le corps humain de l'exposition à des niveaux élevés de rayonnement. Les victimes sont plus de 90 patients cancéreux (pour la plupart pauvres et noirs), dont le corps entier a été exposé à un rayonnement élevé (100 rads : 1 Gy ou plus), ce qui leur a provoqué une douleur intense et des vomissements. Elles n'ont pas été informées ni de l'objectif réel de ces expériences ni des risques de l'irradiation. On leur disait uniquement qu'elles recevaient un « traitement » qui pourrait guérir leur cancer. Les formulaires de consentement ont été falsifiés. « Sur les rapports médicaux, les patients ne sont désignés que par leurs initiales, pour qu'il n'y ait aucun moyen par lequel ils puissent se saisir du rapport, pour empêcher soit une publicité défavorable, soit des litiges », selon les propres termes d'un des médecins impliqués dans les expériences qui s'inquiétait des litiges que les patients pourraient intenter (Maugh 2007 ; LeBaron 2013).

2.7. Les expériences d'irradiation des testicules

Elles ont été effectuées de 1963 à 1973 sur des prisonniers dans les états de l'Oregon et de Washington (Cockburn et Jeffrey 1998 ; Goliszek 2003). Ces expériences ont été amplement traitées plus haut dans ce livre (Chapitre 2, paragraphe 5).

2.8. Les victimes d'expériences testant d'autres matières radioactives

2.8.1. *Les expériences de brûlures par le phosphore radioactif-32 des années 1950*

Ces expériences, financées par l'armée américaine, ont été réalisées par des chercheurs du *Medical College* à Virginia en collaboration avec l'AEC. Les victimes ciblées étaient, pour la plupart, des grands brûlés pauvres et noirs, utilisées à leur insu et sans leur consentement. Elles ont été exposées à des brûlures supplémentaires, à un traitement antibiotique expérimental et à des injections d'isotopes radioactifs. La quantité de phosphore radioactif-32 injectée à certaines victimes (500 microcuries ou 19 MBq), était 50 fois la dose « acceptable » pour un individu sain. Pour les personnes gravement brûlées, cela a probablement entraîné une augmentation significative des taux de mortalité (ACHRE 1995 ; Eckart 2006). Au cours de la même période, l'hôpital de l'université de Californie à San Francisco a exposé 29 patients, dont certains atteints de polyarthrite rhumatoïde, à une irradiation corporelle totale (dose de 100 à 300 rads) afin d'obtenir des données pour l'armée (Holliston 2005).

2.8.2. *Les expériences d'iode radioactif sur des femmes enceintes et des nourrissons*

L'AEC a mené en 1953 plusieurs expériences à l'université de l'Iowa concernant les effets sur la santé de l'iode radioactif chez les nouveau-nés et les femmes enceintes. Les chercheurs ont donné aux femmes enceintes entre 100 et 200 microcuries (3,7 à 7,4 MBq) d'iode-131, dans l'objectif d'étudier chez les embryons avortés à quel stade et dans quelle mesure l'iode radioactif traverse la barrière placentaire. Dans une autre expérience, ils ont administré de l'iode-131 (par la voie orale, ou par injection) à 25 nouveau-nés (âgés de moins de 36 heures et pesant 2,5 à 3,9 kg), afin qu'ils puissent mesurer la quantité d'iode dans la glande thyroïde (Goliszek 2003). Dans une autre étude de l'AEC, des chercheurs du collège de médecine de l'université du Nebraska ont gavé 28 nourrissons en bonne santé par l'iode-131 à travers une sonde gastrique, le but est de tester la concentration d'iode dans la glande thyroïde des nourrissons (Goliszek 2003). Toujours et la même année, l'AEC a parrainé une étude pour découvrir si l'iode radioactif affectait les bébés prématurés différemment des bébés nés à terme. Ainsi, des chercheurs de l'hôpital Harper de Détroit ont administré par voie orale de l'iode-131 à 65 prématurés et à des bébés nés à terme qui pesaient de 0,95 à 2,49 kg (Goliszek 2003). Toutes ces expériences ont été menées à l'insu des victimes et sans se soucier des graves conséquences (à court et à long terme) pour leur santé.

2.8.3. *Les expériences d'iode radioactif sur les autochtones inuits*

En Alaska, à partir d'août 1955, l'AEC a sélectionné un total de 102 autochtones inuits et indiens athapascans qui seraient utilisés pour étudier les effets de l'iode radioactif sur le tissu thyroïdien, en particulier dans les environnements froids. Les victimes testées ont reçu des doses d'iode-131 sur une période de deux ans. Des échantillons de salive, d'urine, de sang et de tissu thyroïdien ont été prélevés pour évaluer la radioactivité. Le but et les risques de cette expérience, ainsi que les raisons de la collecte d'échantillons de fluides corporels et de tissus ne leur ont pas été expliqués. En plus, l'AEC n'a mené aucune étude de suivi pour surveiller les effets à long terme sur la santé sujets testés (Goliszek 2003 ; Holliston 2005).

2.8.4. *Les expériences de produits chimiques radioactifs sur les prisonniers*

En 1961 et 1962, différents produits chimiques radioactifs ont été testés sur des détenus dans la prison d'État de l'Utah. Des échantillons de sang ont été prélevés chez une dizaine de prisonniers, mélangés à des produits chimiques radioactifs et puis réinjectés de nouveau dans le corps des sujets testés (LeBaron 2013).

2.8.5. *Les expériences d'injection de radium et de thorium radioactifs chez les personnes âgées*

Dans le cadre de projets de recherche sur le vieillissement menés de 1961 à 1965, l'AEC des États-Unis a financé le *Massachusetts Institute of Technology* pour réaliser des expériences d'injection du radium-224 et du thorium-234 radioactifs chez 20 personnes âgées. Les victimes ont été choisies dans le centre des vieillards de la Nouvelle-Angleterre. Les doses testées étaient de 0,2 à 2,4 microcuries (7,4 à 88,8 kBq) pour le radium et de 1,2 à 120 microcuries (44 à 4 440 kBq) pour le thorium (*Congressional Subcommittee on Energy Conservation and Power* 1986 ; Stone *et al.* 2017).

3. *LES VICTIMES DES EXPÉRIENCES DES PROJETS DE DÉVELOPPEMENT D'ARMES BIOLOGIQUES À BASE D'AGENTS MICROBIENS*

3.1. Introduction

En réponse au programme de guerre bactériologique à grande échelle du Japon, les États-Unis ont commencé dès 1943 des recherches de mise au point et d'installation d'armes biologiques. Ces programmes (top secret) ont été menés à l'Institut de recherche médicale de l'armée américaine sur les maladies infectieuses (USAMRIID) à Fort Detrick (Maryland) et dans d'autres instituts de recherche gouvernementaux et civils (Enserink 2002). Pour mener à bien ces programmes, le gouvernement américain s'est approprié les procédures des expériences japonaises sur des civils chinois et a bénéficié des résultats de l'une de ces plus grandes atrocités du XXe siècle (Harris 2002 ; Brody*et al.* 2014 ; McCurry 2018). Ainsi, des projets ayant différentes procédures (aspersion des aérosols microbiens de différents types sur certaines villes américaines, des gares routières, des terminaux d'aéroports, des tunnels, etc.) ont été lancés dans l'objectif de mettre au point et de stocker des bombes bactériennes pour un déploiement instantané.

Ces divers projets et programmes secrets américains d'armes biologiques, menés sous différentes dénominations (*Sea-Spray*, *Whitecoat*, *Subway experiment*, etc.) et visant différents objectifs, se sont poursuivis durant quelques décennies. Pourtant, étonnamment, presque rien n'a été publié sur eux jusqu'à présent. Les audiences du sénat de 1977 sur la santé et la recherche scientifique ont confirmé que 239 zones peuplées avaient été contaminées par des agents biologiques entre 1949 et 1969. Certaines de ces zones comprenaient San Francisco, Washington, DC, Key West, Panama City, Minneapolis et St. Louis. En 1986, un rapport préparé pour le congrès révèle que la génération actuelle d'agents biologiques visés par le gouvernement américain comprend : des toxines naturelles et des agents pathogènes (virus, bactéries toxinogènes et autres) modifiés par génie génétique. La contagiosité et les caractéristiques pathogéniques de ces agents microbiens ont été génétiquement manipulées afin de les faire échapper aux différents traitements (préventifs ou curatifs) existants et aussi au système immunitaire des personnes infectées. Autrement dit, les rendre sûrement mortels. En 1987, le ministère de la Défense a reconnu que, malgré un traité interdisant la recherche et le développement d'agents biologiques, il continue d'exploiter dans cet objectif des installations de recherche dans 127 installations et universités à travers le pays (Suwol 2006).

Les documents concernant une série d'expériences, hautement secrètes, menées par l'armée et la CIA entre 1943 et 1971 à Fort Detrick dans le but de développer d'armes biologiques, ont été déclassifiés et rendus publique pour la première fois en 1977. Les données concernaient essentiellement les expériences de déclenchement de fausses épidémies en pulvérisant différentes cibles par des agents microbiens. Bien que les détails les concernant sont peu nombreux, certaines de ces expériences sont brièvement présentées ci-dessous pour illustration (Beyer *et al.* 1953 ; Clendenin 1968 ; Huxsoll 1989 ; Moreno 2001 ; Pittman *et al.* 2005 ; BBC News 2006 ; Stephenson et Anderson 2007).

3.2. Les expériences de l'opération « *Sea-Spray* »

Dans le cadre de ce projet d'état, le ministère de la Défense a effectué secrètement, entre 1950 à 1969, des tests en plein air en utilisant des bactéries et des virus pathogènes. Dans son livre de 1999 intitulé : « *The Biology of Doom : The History of America's Secret Germ Warfare Project* » Ed Regis a décrit ces expérimentations d'armes biologiques sur les êtres humains (Ed Regis 1999). Il disait : « Dans une simulation de la propagation de l'anthrax et sans, semble-t-il, la connaissance du congrès, les navires américains ont pulvérisé les communautés côtières de Virginie (Norfolk, Hampton et Newport News) avec le *bacillus globigii* et 800 000 personnes autour de San Francisco ont été exposées à des nuages de ces microbes » (Ed Regis 1999).

Aussi, des expériences de pulvérisation de grandes quantités de la bactérie *Serratia marcescens* (considérée à l'époque comme inoffensive) et de *Bacillus globigii* ont été effectuées sur certaines villes (New York, San Francisco) et leurs périphéries. La bactérie *Serratia marcescens* vit dans le sol et l'eau et elle est surtout connue pour sa capacité à produire un pigment rouge vif, facilement identifiable. Les pulvérisations sur San Francisco ont été menées conjointement par la marine et la CIA. L'objectif de ces expériences était la simulation d'une attaque de guerre biologique sur une ville américaine. Des dispositifs de surveillance ont été répartis dans toute la ville afin de tester l'étendue de l'infection et de déterminer sa vulnérabilité à ce genre d'attaques. Lors du test, les habitants de ces zones auraient inhalé des millions de spores bactériennes. Les tests *Serratia* ont été poursuivis au moins jusqu'en 1969 (Melnick 2008). De nombreux citoyens ont contracté des maladies ressemblant à une pneumonie, et au moins une personne est décédée en conséquence. D'autres ont souffert d'infections des voies urinaires (Moreno 2001 ; Tansey 2004 ; Democracy Now 2005 ; Blum 2006 ; Wilshire *et al.* 2008 ; Thompson 2015). La famille de la personne décédée a poursuivi le gouvernement pour négligence grave, mais un juge fédéral a statué en faveur du gouvernement en 1981 (Cole 1996). L'armée avait effectué des tests similaires dans d'autres villes du pays au cours des deux décennies suivantes, jusqu'à ce que Richard Nixon arrête toutes les recherches sur la guerre bactériologique en 1969. L'expérience de San Francisco n'est devenue publique qu'en 1976.

Un article de *The San Francisco Chronicle* (paru le 17 décembre 1979, p5) a rapporté une affirmation de l'Église de Scientologie selon laquelle la CIA avait mené, en 1955 au-dessus de baie de Tampa et ailleurs en Floride, une expérience de guerre biologique en plein air, en utilisant des bactéries de la coqueluche. Cette expérience avait considérablement augmenté le nombre des infections et de décès par la coqueluche dans les régions ciblées. Cette affirmation a été citée dans un certain nombre de sources ultérieures, bien que celles-ci n'aient ajouté aucune autre preuve à l'appui (Blum 2006 ; Parenti 2011).

3.3. Les expériences de pulvérisation des voyageurs par des bactéries

3.3.1. *Expériences d'infection des tunnels d'aération du circuit de métro*

Dans le cadre d'une expérience sur le terrain appelée : *A Study of the Vulnerability of Subway Passengers in New York City to Covert Attack with Biological Agents*, l'armée américaine a libéré en 1966la variante niger de *Bacillus subtilis* dans les tunnels du circuit d'aération du métro de New York. Des scientifiques de l'armée ont déposé, dans différents endroits, des ampoules ouvertes remplies de bactéries sur des grilles de ventilation. Plus d'un million de civils ont été exposés (Moreno 2001 ; Democracy now 2005 ; Blum 2006 ; Wheelis *et al.* 2006 ; Perper et Cina 2010). Le système de métro de Chicago a également fait l'objet d'une expérience similaire (Blum 2006).

3.3.2. *Les expériences de pulvérisation des bactéries au niveau des aéroports*

Des documents déclassifiés en décembre 1984 ont révélé qu'en 1964 des agents de l'armée américaine ont pulvérisé des bactéries communes dans l'aéroport national en présence de voyageurs non avisés. Cinq générateurs d'aérosols (atomiseurs) logés dans une valise et d'un nombre égal d'échantillonneurs d'air déguisés ont été utilisés. L'efficacité de la dispersion des germes a été testée dans divers endroits de l'aéroport. L'expérience était conçue pour évaluer la vulnérabilité du pays à une épidémie de variole lancée par l'ennemi. « Les passagers sortants de l'aéroport transporteraient les germes dans tout le pays et de nombreux cas secondaires de variole pourraient être attendus dans d'autres endroits comme suite à une exposition étendue des personnes aux cas primaires avant que le diagnostic ne soit posé », indiquait le document. Un microbiologiste a déclaré que : « Cette expérience pourrait avoir été plus potentiellement nocive pour les personnes pulvérisées que ne l'imaginaient les scientifiques à l'époque, surtout chez les personnes dont le système immunitaire est affaibli. Vous ne pourriez pas faire une telle expérience légalement aujourd'hui ». Des expériences similaires menées dans plusieurs gares routières ont aussi été rapportées (Ringle 1984).

3.4. Les expériences de l'opération Whitecoat (blouses blanches)

Whitecoat était le nom donné à une opération secrète menée par l'armée américaine au cours de la période 1954-1973. Elle comprenait la conduite de plus d'une centaine d'expériences d'infection de sujets humains par plusieurs types d'agents pathogènes (Fièvre Q, fièvre jaune, fièvre de la vallée du Rift, hépatite A, *Yersinia pestis* (la peste), tularémie (fièvre du lapin), encéphalite équine vénézuélienne et d'autres maladies infectieuses) qui étaient considérés comme des choix probables pour une attaque biologique. Ces expériences ont eu lieu à Fort Detrick. Le but déclaré de l'opération était la biodéfense, autrement dit : de trouver des traitements préventifs et curatifs pour protéger les troupes et les civils contre les armes biologiques, car on croyait à l'époque que l'Union soviétique était engagée dans des activités similaires. Les volontaires (surnommés *WhiteCoats* : blouses blanches) étaient quelque 2300 objecteurs de conscience (dont de nombreux membres de l'Église adventiste) et dans une moindre mesure des civils (Pittman *et al.* 2005 ; Malcolm et Lockhart 2007 ; Gutierrez 2010).

3.5. Les expériences d'infection par des souches génétiquement modifiées

En 1969, Dr Robert MacMahan du département de la défense a demandé au congrès 10 millions de dollars pour développer, dans les 5 à 10 ans, un agent biologique synthétique contre lequel aucune immunité naturelle n'existe. Le financement pour cet agent biologique synthétique a été obtenu en 1970, sous H.R.15090. Le projet, sous la supervision de la CIA, a été réalisé par la division des opérations spéciales à Fort Detrick. Des spéculations circulent selon lesquelles que les techniques de biologie moléculaire permettraient la production *in vitro* des rétrovirus de type VIH (Virus de l'Immunodéficience Humaine), responsable du SIDA : Syndrome de Déficience Immunitaire Acquise (Suwol 2006 ; Pittman 2011 ; Goodbaudy 2013).

En 1975, la section virologique du centre de recherche sur la guerre biologique de Fort Detrick a été rebaptisée *Fredrick Cancer Research Facilities* et placée sous la supervision du *National Cancer Institute* (NCI). C'est ici qu'un programme spécial de lutte contre le cancer a été lancé par la marine américaine, prétendument pour développer des virus cancérigènes. C'est également ici que les rétrovirologues isolent un virus contre lequel il n'existe aucune immunité. Il est plus tard nommé HTLV (*Human T-cell Leukemia Virus* ou Virus de la leucémie à cellules T humaines). Selon un article de la revue Science de 1985 (Gonda *et al.* 1985), le HTLV et le VISNA (un rétrovirus de la famille des lentivirus responsable d'une maladie mortelle chez les ovins) sont très similaires, ce qui indique une relation taxonomique et évolutive étroite de ces deux virus. En 1986, et selon un article des Actes de l'Académie

Nationale des Sciences (Gonda *et al.* 1986), le VIH et le VISNA sont très similaires et partagent tous les éléments structuraux (à l'exception d'un petit segment génique) et ont des similitudes structurelles et géniques élevées avec le HTLV. Cela conduit à spéculer que HTLV et VISNA pourraient avoir été manipulés pour produire un nouveau rétrovirus contre lequel il n'existe aucune immunité naturelle (le VIH).

En 1994, grâce à une technique appelée « suivi génétique », le Dr Garth Nicolson (un célèbre chercheur du Centre Anderson de cancer à Houston, au Texas) a découvert que de nombreux vétérans de retour de la tempête du désert (la guerre du Golfe) sont infectés par une souche génétiquement modifiée de *Mycoplasma incognitus*, un microbe couramment utilisé dans la production d'armes biologiques. En effet, il a été trouvé que 40 % de la couche de protéine du VIH ont été incorporés dans la structure moléculaire du *Mycoplasma incognitus*, ce qui indique que cette souche avait été créée, *in vitro*, par l'homme. En 1995, Garth Nicolson a découvert des preuves que les agents biologiques utilisés pendant la guerre du Golfe avaient été fabriqués à Houston (Texas) et Boca Raton (Floride) et testés sur des prisonniers du département des services correctionnels du Texas (Killackey 1996 ; Maddison 2013 b). En 1996, le ministère de la Défense a reconnu que les soldats de la tempête du désert (guerre en Irak) ont été exposés à des agents chimiques. En 1997, quatre-vingt-huit membres du congrès ont signé une lettre exigeant une enquête sur la relation entre l'utilisation des armes biologiques et le syndrome de la guerre du Golfe.

4. *LES VICTIMES DES EXPÉRIENCES DES PROJETS DE DÉVELOPPEMENT D'ARMES BIOLOGIQUES ENTOMOLOGIQUES*

Ces armes sont basées sur l'utilisation d'insectes (moustiques, puces) comme des vecteurs pour faire propager des agents pathogènes responsables maladies infectieuses mortelles, bactériennes ou virales (malaria, peste, fièvre jaune, etc.). Des exemples des expériences menées dans cet objectif sont rapportés ci-après pour illustration :

L'opération « *Big Itch* » : En 1954, les expériences de ce projet ont été conçues pour tester l'efficacité des puces (*Xenopsylla cheopis*) en tant que vecteur porteur de l'agent de la peste (la bactérie *Yersinia pestis*). L'objectif ultime de ce test est la faisabilité de munitions chargées de puces infectées (Ed Regis 1999).

L'opération dénommée « *Big Buzz* » : Dans le cadre de cette opération, plus de 300 000 moustiques *Aedes aegypti* (vecteur de l'agent parasite causal de la malaria, le *Plasmodium Falciparum*) non infectés ont été largués par voie aérienne en mai 1955 sur certaines régions rurales de l'état de Géorgie. Le taux de piqûres résultant de ce largage a ensuite été évalué dans le site de lâcher et ses environs. L'objectif était de déterminer si les moustiques largués dans l'air pouvaient survivre pour prendre des repas chez les humains et potentiellement les infecter par l'agent pathogène, objet de l'arme entomologique. Dans son livre intitulé : « *Six Legged Soldiers : Using Insects as Weapons of War* » publié en 2009, Jeffrey A. Lockwood a rapporté qu'au cours des 60 dernières années, les États-Unis ont été le chef de file des programmes réels utilisant des moustiques pour transmettre des agents pathogènes. Son examen à ce sujet est effrayant (Lockwood 2009).

L'armée américaine avait mené des expériences similaires avec *Ae. aegypti* pendant plusieurs années (beaucoup d'entre elles sont encore classées). Par exemple, de 1956 à 1958, elle a dispersé (depuis des avions, des hélicoptères et des dispositifs au sol) des moustiques infectés par la fièvre jaune sur Savannah (Géorgie) et Avon Park (Floride). Après chaque test, des agents de l'armée, se faisant passer pour des responsables de la santé publique, testaient les victimes pour détecter les effets visés (Cole 1997 ; Mangold et Goldberg 2000 ; Lockwood 2009).

5. *LES EXPÉRIENCES D'ARMES BIOLOGIQUES À BASE DE PRODUITS CHIMIQUES*

En 1953, l'armée américaine a libéré des nuages de sulfure de cadmium et de zinc au-dessus plusieurs localités dans le Maryland et en Virginie. Le but de ces expériences était de déterminer les conditions adéquates permettant à l'armée de disperser efficacement des agents chimiques mortels (Suwol 2006).

Dans le cadre du projet dénommé « *Shipboard Hazard and Defense* (SHAD) » (1963 à 1969), l'armée américaine avait réalisé des expériences de pulvérisation de divers agents de guerre biologiques et chimiques sur des milliers de militaires américains, à leur insu, à bord de plusieurs navires. Les produits chimiques testés comprenaient des gaz neurotoxiques VX, le Sarin, des produits chimiques toxiques (tels que le sulfure de zinc et de cadmium et le dioxyde de soufre) et une variété d'agents biologiques. Le personnel n'a pas été informé des tests et n'a reçu aucun vêtement de protection (Blum 2006).

En 1965, dans l'objectif d'étudier la cancérogenèse de l'agent orange (utilisé au Viet Nam), les prisonniers de la prison d'État de Holmesburg (Philadelphie) ont été soumis à la dioxine, le composant chimique hautement toxique de l'agent orange (Suwol 2006).

En 1968, la CIA a expérimenté la possibilité de contaminer l'eau potable en injectant des produits chimiques dans le réservoir d'approvisionnement en eau de la FDA à Washington, D.C. (Bragg 2011 ; Maddison 2013 a).

6. *LES VICTIMES DES EXPÉRIENCES DE MANIPULATION DE L'ESPRIT ET DE MODIFICATION COMPORTEMENTALE (PROJETS MKULTRA)*

Un grand nombre de projets secrets d'expérimentation sur les humains, conçus et mis en œuvre par le pentagone et les agences sécuritaires américaines (CIA, Direction des opérations spéciales de l'armée américaine, et autres) ont eu pour objectif la manipulation mentale et le développement de techniques de contrôle, de programmation et de lavage de l'esprit humain. Différents produits (chimiques, biologiques, drogues, hallucinogènes, etc.) et procédures (chirurgicaux, thermiques, électriques, techniques d'interrogatoires, tortures, hypnose, etc.) ont été utilisés. Ces essais humains avaient aussi pour but d'identifier et de développer de nouvelles substances et procédures à utiliser dans les interrogatoires et la torture, afin de contrôler l'esprit de l'individu, l'affaiblir et le forcer à avouer (Scheflin et Opton 1978 ; Thomas 1989 ; Weinstein 1990). Les origines des recherches dans ce domaine remontent aux expérimentations menées dans certains camps de concentration nazis, en particulier celui de Dachau.

Le programme américain a été initié en 1953 par la CIA et le ministère de la Défense et s'est poursuivi jusqu'aux années 1970 sous les différentes dénominations (il a été officiellement interrompu en 1973). À son lancement (sous le nom de code Bluebird), il s'agissait d'un programme de recherche de onze ans conçu pour produire et tester des médicaments et des agents biologiques qui seraient utilisés pour le contrôle de l'esprit et la modification du comportement. Le projet s'est ensuite ramifié pour comprendre plus de 149 sous-projets, lancés sous différentes codifications : Bluebird, Artichoke, MKultra, MKnaomi, MKoften, TD ou Truth Drug, Third chance, Derby hat et autres (*Select Committee on Intelligence* 1977). Ainsi, Bluebird a été changé plus tard en Artichoke, pour être finalement codifié MKultra-MK-delta (dont la dernière phase a été nommée Oftenchickwit) et autre. Avec chaque changement de nom de code, l'intérêt pour le contrôle de l'esprit s'est élargi jusqu'à ce qu'il ne reste pratiquement aucune voie de contrôle du comportement humain qui n'ait été explorée : hypnose, influence des psychotropes, magie, administration clandestine de produits chimiques, barbituriques, amphétamines, médicaments, drogues assommantes (notamment le LSD : *Lysergic acid diethylamide*, une drogue psychédélique), utilisation de radiations, utilisation des polygraphes, analyse de l'écriture manuscrite, diverses formes de torture : abaissement verbal, abus sexuel, privation de sommeil, isolement, etc. Certains des sous-projets MKultra concernent la guerre bactériologique, les effets sur les tissus humains des « agents pathogènes exotiques », la capacité d'incorporation de ces agents dans des systèmes d'administration efficaces, et autres études (Thomas 1977, Collins 1998).

Comme exemple, le projet MKsearch a été lancé en 1965 dans l'objectif développer la capacité à manipuler le comportement humain grâce à l'utilisation de drogues psychotropes. Le programme « MKoften » a été initié en 1966 dans le but de tester les effets toxicologiques de certains médicaments sur les humains et les animaux. En 1967, a été mis en œuvre le projet « MKnaomi » comme successeur de celui de MKultra et ayant pour objectifs le développement, l'entretien, le stockage et la capacité d'utilisation secrète en tant qu'armes des matériaux biologiques et chimiques, car pendant la guerre froide beaucoup craignaient que les Russes et les Chinois aient déjà développé des armes dans ce domaine (Scheflin et Opton 1978 ; Gillmor 1987 ; Thomas 1989 ; Weinstein 1990 ; Lee et Shlain 1994 ; Cockburn et Jeffrey 1998 ; Melissa 2013).

Parmi les multiples produits ayant un effet sur le cerveau et le comportement humain, le LSD a été largement et longuement expérimenté par la CIA directement ou en collaboration avec certains chercheurs, dès 1947, en tant qu'arme potentielle à la disposition des services secrets américains (Treaster 1975 ; *Select Committee on Intelligence* 1977). Par exemple en 1953, des médecins (Dr Frank Olson et plusieurs autres collègues) ont reçu, à leur insu, cette drogue. Olson est décédé neuf jours plus tard après une chute mortelle d'une fenêtre d'hôtel dans des circonstances suspectes (Lee et Shlain 1994 ; Albarelli Jr. 2009 ; Melissa 2013). De 1953 à 1960, la CIA avait mené des expériences de lavage de cerveau en utilisant le LSD sur des centaines de sujets dans quatre-vingts institutions (Gillmor 1987 ; Collins 1998). Dans l'objectif de son utilisation potentielle en tant qu'agent chimique incapacitant, l'*Army Chemical Corps* avait mené de 1955 à 1958 des expériences sur plus de 1 000 américains. Entre 1953 et 1970, l'armée américaine l'a expérimenté sur des soldats à Fort Detrick, dans le Maryland. En 1958, il a été testé sur 95 volontaires dans les laboratoires de guerre chimique de l'armée pour son effet sur l'obtention de renseignement. En 1960, le chef d'état-major adjoint de l'armée pour le renseignement (ACSI) a autorisé les essais du LSD sur le terrain en Europe et en Extrême-Orient. Le test sur la population européenne avait porté le nom de code « *Project Third chance* » et le test sur la population asiatique avait porté le nom de code « *Project Derby Hat* » (Collins 1998 ; Hornblum 1998 ; St Clair et Cockburn 1999 ; Suwol 2006 ; Samuel 2010 ; Fitzpatrick 2012 ; Hall 2014).

En conséquence de tous ces projets secrets, des milliers de sujets humains (civils et militaires) ont été utilisés à leur insu en tant que cobayes d'expérimentation. Certains procédés ont été abandonnés car les décès parmi les victimes étaient trop fréquents. La CIA a détruit presque la majorité des dossiers les concernant quand des commissions ont été constituées pour enquêter sur les abus des services de renseignement au cours des décennies précédentes. De sorte que des données éparses ont survécu aux tentatives de destruction. Cependant, en 1977, une application à la loi sur la liberté d'information a révélé un fonds contenant 20 000 documents liés à MKultra, ce qui a conduit à de nouvelles audiences au Sénat la même année. En juillet 2001, des restes d'informations sur MKultra encore secrets ont été déclassifiés. Ceci a considérablement augmenté la quantité d'informations rendues publiques sur ces projets de recherche de la CIA. Il apparait, ainsi, que la CIA avait secrètement soutenu la recherche sur le contrôle du comportement humain dans 80 institutions (dont 44 collèges ou universités, hôpitaux, prisons et sociétés pharmaceutiques) et 185 investigateurs privés y ont participé. Les agents de la CIA ont utilisé ces institutions comme façade, même si souvent les hauts fonctionnaires de ces endroits étaient au courant de ses activités (Horrock 1977 ; Thomas 1977 ; *Commission on assisted dying* 2017).

CHAPITRE 6

EN CONCLUSION

Bien que certains médecins ont livré, depuis plus d'un siècle, un état passionnant de la pensée déontologique et éthique sur la question l'expérimentation médicale sur l'être humain (Bongrand 1905 ; Marks 1999), les pays occidentaux qui prétendent être les leaders mondiaux de la médecine ont commis des atrocités au nom du progrès scientifique. L'histoire de la médecine en général, et de la thérapie curative (médication) ou préventive (vaccination) et des tests de diagnostic en particulier, est riche de cas d'exploitation des personnes pour effectuer intentionnellement des expériences médicales cruelles. L'objectif et la motivation (déclarés ou inavoués) de ces expériences inhumaines étaient généralement de tirer des bénéfices au profit des produits thérapeutiques et/ou des technologies médicales nouvellement approuvés. Malheureusement, elles sont aussi effectuées pour satisfaire une simple curiosité scientifique sans aucun intérêt bénéfique pour les victimes ou la collectivité et/ou pour appliquer une doctrine eugénique et raciale de purification ethnique et/ou pour la mise au point de certains types d'armes de biodéfense. La plupart de ces expériences ont été menées en violation totale de l'éthique, à l'insu et sans le consentement des victimes. Sans parler des pratiques menées au cours des périodes de guerres, les sujets humains ont été sciemment utilisés à leur insu et en temps de paix comme cobayes pour réaliser une variété d'expérimentations cruelles et inhumaines, telles que :

a) L'étude du caractère contagieux de divers agents pathogènes (lèpre, syphilis, gonorrhée, tuberculose, fièvre jaune, grippe, hépatite, fièvre aphteuse équine, peste...).

b) L'examen des conséquences sur la santé de l'exposition intentionnelle aux rayonnements ionisants (Uranium, Radium, Plotonium), de l'administration d'éléments radioactifs, de l'injection de cellules cancéreuses ou de certaines substances biologiques (hormones, extraits thyroïdiens et autres), des essais de médicaments et de vaccins expérimentaux et autres.

c) La faisabilité de nouvelles techniques chirurgicales et de xénogreffes.

d) La mise au point et le développement d'armes : nucléaires, biologiques (à base de toxines, d'agents pathogènes hautement virulents, etc.), chimiques et entomologiques.

e) La manipulation de l'esprit, le lavage du cerveau et la modification comportementale.

f) L'affinement des techniques d'interrogatoire et de torture,

g) La purification raciale (génétiquement ou à travers les stérilisations directes ou déguisées en vaccination)

h) et autres.

Dès la fin du XIXe et jusqu'aux années 1970, le manque de modèles animaux fiables a conduit certains scientifiques et médecins de l'époque à utiliser (sans scrupule) des êtres humains (adultes et enfants) comme modèles expérimentaux de remplacement. La première clause du code de Nuremberg, élaboré avec l'aide des Américains, commence par l'affirmation que les seuls sujets expérimentaux acceptables sont ceux qui sont « situés de manière à pouvoir exercer un libre pouvoir de choix ». Ainsi, cette close a été interprétée, dans beaucoup de pays, comme interdisant l'utilisation des enfants, des handicapés mentaux, des prisonniers et autres personnes subordonnées dans l'expérimentation médicale. Cependant, c'est tout le contraire qui a été appliqué, de sorte que les personnes institutionnalisées (prisonniers, condamnés à mort et les pensionnaires d'orphelinats, d'hospices, de maisons de correction, de foyers pour enfants trouvés, d'asiles psychiatriques, de colonies de lépreux, d'écoles pour déficients intellectuels, d'hôpitaux, et même des soldats), les sans droits, les pauvres et les minorités raciales étaient les cobayes de choix utilisés dans ce genre de recherches et d'expériences médicales et de mise au point d'armes de biodéfense.

Aussi choquant que cela puisse paraître, les médecins du gouvernement américain pensaient autrefois qu'il était acceptable d'expérimenter sur des personnes involontairement institutionnalisées. Les enfants, tout particulièrement ceux ayant une déficience intellectuelle, ont été une matière privilégiée, car leurs institutions autorisaient volontiers leur utilisation en tant que cobayes. Le consentement était rarement obtenu, même lorsque leurs parents étaient disponibles pour le leur demander. Dans certains cas, l'inscription dans ces institutions d'état était subordonnée par l'acceptation des parents que leurs enfants seront enrôlés dans des expériences médicales, souvent avec des informations trompeuses (Paola *et al.* 2009 ; Stobbe 2011 a et b ; Appleman 2020). Le Dr Carl Janson a plaisanté en disant qu'il avait fait des expériences sur des enfants trouvés et des orphelins parce qu'ils étaient « moins chers que les animaux » (Lederer et Grodin 1994 ; Appleman 2020). Ainsi, les orphelinats, les asiles psychiatriques pédiatriques et les hôpitaux pour enfants ont attiré de nombreux médecins à la recherche de sujets traitables et pour les tentatives de développement de vaccins contre différentes maladies infectieuses (rougeole, oreillons, varicelle, coqueluche, diphtérie, hépatite, grippe, etc.), particulièrement au cours des deux premières décennies du XXe siècle qui ont vu une expansion sinistre de ces pratiques. Ces vaccins expérimentaux échouaient généralement, souvent avec des conséquences négatives pour les enfants victimes (Lederer 1997 ; Boissoneault 2017 ; Appleman 2020). L'armée américaine a également utilisé des habitants d'asile pour étudier des maladies courantes, dans l'objectif de mieux comprendre la propagation de certaines d'entre elles (grippe, syphilis, paludisme, etc.) parmi ses troupes (Meiklejohn 1994 ; Offit 2007 ; Paola *et al.* 2009 ; Appleman 2020). Dans toutes ces expériences, menées sur des enfants pré-pubères, les scientifiques ont procédé à des prélèvements d'échantillons biologiques (sang et autres humeurs) et ont pratiqué des biopsies (souvent douloureuses). Ils auraient aussi réalisé des expériences particulièrement mutilantes, tels que des tests de radiothérapie et des pneumo-encéphalogrammes, une procédure douloureuse (injection de l'air dans le cerveau et prise de clichés radiographiques) et la dissection non autorisée du cerveau des enfants décédés.

À l'instar des pensionnaires d'autres institutions aux États-Unis, les prisonniers ont aussi longtemps été victimes au nom de la science. Des incidents isolés de recherche « médicale » en prison avant la seconde guerre mondiale ont jeté les bases d'une pratique qui allait s'ancrer fermement dans la structure de la recherche clinique américaine pendant des décennies après la guerre. De sorte que l'utilisation des détenus, contraints ou volontaires, pour réaliser des expériences médicales était une pratique acceptée à l'époque. Jusqu'à la fin des années 1970 et tout particulièrement au cours des grandes guerres, peu ou pas de chercheurs avaient de scrupules moraux à les utiliser en tant que cobayes humains dans toutes sortes d'expérimentations médicales (Hornblum 1997 et 1998 ; Maron

2014 ; Appleman 2020). Cette manière de procéder avec les prisonniers a été directement soutenue par le comité Ivy (au nom d'Andrew Ivy, éminent physiologiste de l'université de l'Illinois et principal expert en matière d'éthique médicale pour les procureurs du procès médical de Nuremberg, où la recherche dans les prisons était un sujet important) qui a officiellement déclaré que la recherche pénitentiaire pourrait être conduite de manière éthique. Ainsi, en infraction à la première clause du code de Nuremberg, cette déclaration et les succès à grande échelle de l'expérimentation en prisons pendant la période de guerre semblent avoir donné à cette pratique une sorte d'élan dans ce pays, qu'elle n'a pas eu ailleurs (Goussard 2007 ; Demarez 2008 ; Shuste 2018). Cet élan a été stimulé par le fait que la participation des prisonniers à ces recherches leur permettait, en quelque sorte, d'échapper ou d'écourter leur incarcération. Ils se voyaient généralement offrir des récompenses en échange de leurs services scientifiques, allant d'un environnement plus confortable à de l'argent, en passant par une libération anticipée. Ainsi, l'utilisation de prisonniers comme sujets de recherche a été une pratique typiquement américaine durant les années qui ont suivi la seconde guerre mondiale. Sans compter celles entrant dans le cadre des projets top secret du ministère de la Défense et de la CIA, les expériences immorales et non éthiques ayant utilisé les prisonniers comme cobayes humains se sont alors multipliées. On peut citer, entre autres, les suivantes : a) les expérimentations de paludisme sur les prisonniers de Stateville, b) les expériences d'injections d'albumine bovine (1942) chez les détenus de la colonie de la prison de l'état du Massachusetts à Norfolk, dans le cadre du programme CMR (*Committee on Medical Research*) sur les maladies transmissibles (Freyhofer 2004), c) l'expérimentation scandaleuse (non éthique et scientifiquement bâclée) d'un programme de dépistage antidrogue qu'un médecin avait établi dans les prisons d'État de l'Alabama, d) les expériences de maladies sexuellement transmissibles réalisées sur des prisonniers de Terre Haute (une prison fédérale de l'Indiana), e) les expériences d'irradiation testiculaires dans les prisons d'État de l'Oregon et de Washington, et de nombreuses autres expériences. Celles des pénitenciers de Stateville, d'Oregon et de Washington ont été présentées plus haut dans ce livre comme illustrations de ce genre de pratiques. Ce n'est qu'en 1976, que la commission nationale pour la protection des sujets humains de la recherche biomédicale et comportementale a recommandé l'interdiction de presque toutes les recherches sur les prisonniers. L'expérimentation pénitentiaire a effectivement pris fin dans ce pays quelques années après que cette commission eut présenté ses recommandations.

Ainsi, au fil des décennies, il y a eu des scandales retentissants où de nombreux exemples de « chercheurs » étaient impliqués dans des expérimentations contraires à l'éthique, mettant en danger la vie de sujets vulnérables et mal informés. Dr Anita Barry (responsable du suivi des maladies à la *Boston Public Health Commission*) a déclaré : « Vous ne pouvez pas croire certaines des choses que les gens faisaient à l'époque, il y a des années. Maintenant vous avez des IRB (*Institutional Review Board*), merci mon Dieu, quelqu'un regarde par-dessus votre épaule pour s'assurer que vous faites quelque chose de raisonnable ». Les expérimentations les mieux enregistrées sont celles de la fin du XIXe, et surtout du XXe siècle (pour la plupart, des années 1940 aux années 1970). Certaines de ces études n'ont apparemment jamais été couvertes par les médias. D'autres ont été signalées à l'époque, mais l'accent était mis sur la promesse de nouvelles cures durables, tout en passant sous silence la façon dont les sujets testés étaient traités et que ces études les ont souvent rendus malades après avoir été en bonne santé. Un examen exhaustif par l'*Associated Press* des rapports de revues médicales et des coupures de presse vieilles de plusieurs décennies a trouvé des centaines d'études de ce type aux États-Unis. C'est le cas par exemple des expériences de l'administration de l'hépatite à des patients handicapés mentaux dans le Connecticut, de l'injection d'un virus de la grippe pandémique dans le nez des prisonniers du Maryland, de l'injection de cellules cancéreuses à des personnes souffrant de maladies chroniques dans un hôpital de New York, de l'alimentation des écoliers de Fernald avec la farine d'avoine radioactive, et des dizaines d'autres (Stobbe 2011). Les victimes notoires et les cibles préférées de ces horribles expériences médicales étaient : certaines populations (les Afro-américains, les Amérindiens, les aborigènes, les habitants des pays pauvres, etc.), les personnes vulnérables et/ou se trouvant dans certaines situations difficiles (pauvreté, handicaps mentaux, vieillesse, abandons familiaux, etc.) et essentiellement celles qui sont institutionnalisées. En effet, les différentes institutions d'état ont tout particulièrement offert un riche réservoir de cobayes humains pour mener de multiples expériences médicales dans des environnements de test contrôlés (Lederer et Grodin 1994 ; Appleman 2020).

Ce côté sombre du système médical occidental, que peu de gens veulent reconnaître ou admettre, reste largement occulté. Les vérités choquantes sur la médecine conventionnelle occidentale sont malheureusement omises de tout cursus de formation médicale, jamais admises par les sociétés pharmaceutiques et rarement rapportées par les journaux spécialisés et les associations médicales. D'ailleurs, la longue histoire de l'Amérique en matière de recherche médicale et d'expériences sur les captifs et les vulnérables commence tout juste à entrer dans la conscience publique (Choo 2018), et la compréhension des expériences passées avec l'eugénisme commence tout juste à émerger. Les procès de Nuremberg des médecins militaires allemands du troisième Reich ont montré au monde les horreurs que le régime nazi a perpétrées sous couvert d'expérimentation médicale. Les atrocités ont forcé les états à reconnaître que tous les sujets humains d'expérimentation ont certains droits qui ne peuvent être enfreints, même par les médecins. Par le biais du Code de Nuremberg et des réglementations internationales, les nations (individuellement et par l'intermédiaire des Nations Unies) ont tenté de codifier un droit au consentement libre et éclairé à l'expérimentation médicale (un processus par lequel un individu exprime volontairement sa volonté de participer à un essai particulier, après avoir été correctement informé de tous les aspects de l'essai qui sont pertinents pour la prise de décision d'y participer ou non). Le consentement éclairé est un principe cardinal pour juger du bien-fondé de la recherche sur des êtres humains et il remplit de nombreuses fonctions dans la protection des droits des sujets d'expérimentation humaine (Katz*et al.* 1972 ; NBAC 2001 ; Meier 2002). En effet, au cours des six décennies qui ont suivi l'horrible expérience guatémaltèque et celle de Tuskegee beaucoup de choses ont changé dans la recherche médicale. Désormais, avant que les scientifiques ne puissent commencer une étude impliquant des sujets humains, leur projet est soumis à un examen par des commissions d'examen institutionnelles (les commissions IRB). Dans un acte symbolique, Central Park à New York a retiré en mai 2018, une statue du Dr Marion Sims, le célèbre « père » de la gynécologie, après avoir reconnu son héritage d'expériences de techniques chirurgicales gynécologiques sur des esclaves sans anesthésie (Barker-Benfield 1976 ; Bellafante 2018 ; Serwer 2018 ; Zhang 2018).

Des juges ont élaboré le Code de Nuremberg en 1949 pour répondre aux exigences légales de la recherche sur le corps humain. Cependant, depuis lors, les médecins ont tenté plusieurs réformes libérales de cette norme absolue et, ce faisant, ont affaibli les protections du sujet humain en faveur de la libre exploration de la science. En conséquence, les efforts internationaux n'ont pu empêcher l'expérimentation médicale involontaire (non éthique) d'être pratiquée. De graves violations des droits de l'homme continuent d'être enregistrées dans ce domaine dans le monde entier (particulièrement et récemment dans les pays en voie de développement). Ainsi, mettre la lumière, encore une fois de plus, sur ces approches excentriques et ces expériences pseudo-scientifiques barbares de la recherche d'une vérité biologique ou clinique ne contribue-t-il pas à interpeller instamment nos réflexions normatives, éthiques et juridiques médicales ? Il est admis que l'étape ultime pour développer un médicament (curatif ou préventif) consiste à effectuer des recherches sur des sujets humains volontaires. Ceci est acceptable et même nécessaire pour l'avancement de la science médicale. Le sujet volontaire pourrait courir des risques et des sacrifices imprévisibles. Partant du principe que la recherche médicale est destinée à guérir et/ou à prévenir les maladies et non à faire souffrir, de tels sacrifices doivent toujours être faits volontairement si l'on veut respecter la dignité humaine, préserver l'inviolabilité du sujet et ne pas le sacrifier injustement sur l'autel du progrès médical.

Aussi, pour de multiples raisons (particulièrement financières), la recherche biomédicale en général et les essais cliniques en particulier se délocalisent de plus en plus du nord vers les pays du sud. Ils sont aussi devenus une véritable industrie sous-traitée à des organismes de recherche privés à but lucratif, les CRO (*Contract Research Organization).* Ces CRO sont souvent financés (totalement ou en partie) par les firmes pharmaceutiques pour qui ils réalisent les essais cliniques sur les produits thérapeutiques et les dispositifs médicaux (en un conflit d'intérêts flagrant). En conséquence, la mise en place de normes d'éthiques et une réglementation internationale sont le seul moyen d'assurer une protection des droits de l'homme des sujets vulnérables enroulés dans des études biomédicales à travers le monde. Une protection internationale empêcherait les pays occidentaux (sociétés pharmaceutiques, CRO et autres organismes de recherches) d'exploiter les êtres humains des pays pauvres où les lois et les pratiques d'éthiques nationales encadrant l'utilisation des sujets humains dans la recherche médicale sont faibles ou inexistantes.

En effet, les essais cliniques réglementaires, leur industrialisation, leur mondialisation croissante, leur délocalisation vers des niches lucratives dans les pays du sud et les dérives peu éthiques et les accidents qui leur sont associés sont un nouveau défit du point de vue éthique. Ils ont initié la naissance et la genèse des différentes normes et recommandations internationales encadrant éthiquement la recherche médicale menée sur des êtres humains : le Code de Nuremberg, la déclaration d'Helsinki de l'association médicale mondiale, les lignes directrices du Conseil des Organisations Internationales des Sciences Médicales (CIOMS), les lignes directrices de l'OMS, les directives pour les Bonnes Pratiques Cliniques de la Conférence Internationale sur l'Harmonisation (ICH) et la convention sur les droits de l'homme et la biomédecine (CHRB). Malgré la variation de leurs approches, le principe du consentement éclairé émerge de ces différents référentiels d'éthique et de protection comme une condition préalable universellement acceptée pour la participation des sujets humains à des expériences médicales éthiquement acceptables. Cependant, malgré la multiplication et l'évolution de ces normes, des dérives non éthiques graves sont toujours identifiées au cours des études cliniques récentes, des sujets vulnérables sont toujours exploités à travers le monde, leurs droits élémentaires (dignité et intégrité physique et morale) bafoués et des accidents mortels sont toujours enregistrés. Ainsi, l'encadrement éthique de la conduite des essais cliniques doit nécessairement être soutenu par des textes de loi clairs, sans ambiguïtés et universellement adoptés, afin d'éviter les dérives et les abus partout là où une étude clinique est effectuée et de préserver la dignité et les droits de tous ceux qui s'y portent volontaires. C'est dans l'intérêt de la science et de la santé humaine.

En espérant que cet ouvrage, consacré à la méprise de l'éthique et de la déontologie médicales, contribue à projeter une lueur de lumière (si faible soit-elle) sur les recoins sombres et obscurcis de la longue marche d'évolution de notre système de santé, de stimuler notre capacité à reconnaître et admettre nos abus et nos exactions passés, d'apprendre et de tirer les leçons de nos erreurs. Ce qui pourrait nous inciter à procéder rapidement aux réformes nécessaires de notre façon de faire, afin de pratiquer une médecine respectueuse humainement, juste socialement et efficace médicalement. Ainsi, l'objectif n'est pas de tuer la science, mais de faire en sorte que la science ne nous tue pas, ne nous mutile pas et ne nous maltraite pas.

ABRÉVIATIONS

AAV : Adeno-Associated Virus
AAVAC : Association d'Aide aux Victimes d'Accidents Corporels
ACHRE : Advisory Committee *on* Human Radiation Experiments
ACSI : Army Assistant Chief-of-Staff for Intelligence
ADE : Adverse Drug Events
ADN : Acide Désoxyribonucléique
AEC : Atomic Energy Commission
AFMP : Agence Fédérale des Médicaments et des Produits de santé
AFSSPS : Agence française de sécurité sanitaire des produits de santé
AHRP : Alliance for Human Research Protection
AHRQ : Agency for Healthcare Research and Quality
AMA : American Medical Association
AMM : Autorisation de Mise sur le Marché
ANSM : Agence Nationale de Sécurité du Médicament et des produits de santé
ASPE : Assistant Secretary for Planning and Evaluation
ASPS : American Society of Plastic Surgeons
ASSM : Académie Suisse des Sciences Médicales
AVC : Accidents Vasculaires Cérébraux
AVM : Malformation Artérioveineuse
AZT : Azidothymidine (ou Zidovudine)
BBL : Brazilian Butt Lift
BCG : Bacille Calmette-Guérin
BMGF : Bill and Melinda Gates Fondation
BMJ : British Medical Journal
BPC : Bonnes Pratiques Cliniques
CAFE : Comparison of Atypicals in First Episode
C-Clin : Centre de Coordination de la Lutte contre les Infections nosocomiales
CDC : Centers for Disease Control and Prevention
CE : Conformité Européenne
CHRB : Convention on Human Rights and Biomedicine
CHU : Centre Hospitalo-Universitaire
CIA : Central Intelligence Agency

CIM : Classification Internationale des Maladies
CIOMS : Council for International Organizations of Medical Sciences
CMR : Committee on Medical Research
CMS : Medicaid and Medicare Services
CONSORT : Consolidated Standards of Reporting Trials
CRF : Case Report Forms
CRO : Contract Research Organization
CRPV : Centres Régionaux de Pharmacovigilance
cVDPV2 : circulating Vaccine-Derived type 2 Poliovirus
DAI : Défibrillateur Automatique Implantable
DGS : Direction Générale de la Santé
DIA : Department of Indian Affairs
DOE : Department of Energy
DoH : Déclaration d'Helsinki
DREES : Direction de la recherche, des études, de l'évaluation et des statistiques
EI : Événements Indésirables
EIG : Événements Indésirables Graves
EIM : Événements Indésirables Médicamenteux
EMA : Agence Européenne des Médicaments
EMEA: European Medicines Evaluation Agency
EMIR : Effets indésirables des médicaments : incidence et risques
ENEIG : Étude Nationale sur les Événements Indésirables Graves
ERDA : Energy Research and Development Administration
FDA : Food and Drug Administration
FIDELITY : Finnish Degenerative Meniscal Lesion Study
GAO : General Accountability Office
GAVI : Alliance mondiale pour les vaccins et la vaccination
GCP : Good Clinical Practice
GHITF : Global Health Innovative Technology Fund
GI : Ground Infantry
GPEI : Global Polio Eradication Initiative
GSK : Glaxo-SmithKline
HAI : Healthcare-Associated Infections
hCG : Human Chorionic Gonadotriphin
HCUP : Healthcare Cost and Utilization Project
HLI : Human Life International

HTLV : Human T-cell Lymphotropic Virus
ICH : International Conference on Harmonisation
ICIJ : Consortium International de Journalistes d'Investigation
ICMR : Indian Council of Medical Research
IDH : Infectious Deseases Hospital
IJRC : International Justice Resource Center
IMDD : International Medical Devices Database
INCa : Institut National du Cancer
IOM : Institute of Medicine
IRB : Institutional Review Board
IRM : Imagerie par Résonance Magnétique
ISAPS : International Society of Aesthetic Plastic Surgery
IVG : Interruption Volontaire de Grossesse
JAMA : Journal of the American Medical Association
JCDH : Jewish Chronic Disease Hospital
LAGC : Lymphome Anaplasique à Grandes Cellules
LAGC-AIM : Lymphome Anaplasique à Grandes Cellules Associé au Implant Mammaire
LSD : Lysergic acid diethylamide
MAB : Monoclonal Antibody
MAUDE : Manufacturer and User Device Experience
MED : Manhattan Engineer District
MHRA : Medicines and Healthcare products Regulatory Agency (Royaume-Uni)
MIT : Massachusetts Institute of Technology
MSF : Médecins Sans Frontières
MST : Maladies Sexuellement Transmissibles
NBAC : National Bioethics Advisory Commission
NBC : National Broadcasting Company
NCCN : National Comprehensive Cancer Network
NCHS : National Centre for Health Statistics
NCI : National Cancer Institute
NEJM : New England Journal of Medicine
NIBSC : Institut National de Normalisation et de Contrôle Biologique
NIH : National Institutes of Health
NPSF : National Patient Safety Foundation

OCDE : Organisation de Coopération et de Développement Économiques
OHRP : Office for Human Research Protections
ONG : Organisation Non Gouvernementale
ONIAM : Office National d'Indemnisation des Accidents Médicaux
OMS : Organisation Mondiale de la Santé
ON : Organisme Notifié
ONU : Organisation des Nations Unies
OPS : Organisation Panaméricaine de la Santé
OPEPS : Office Parlementaire d'Évaluation des Politiques de Santé
OPRR : Office for Protection from Research Risks
OSRD : Office of Scientific Research and Development
OTA : Office of Technology Assessment
OTC : Ornithine Transcarbamylase
PATH : Programme for Appropriate Technology in Health
PEV : Programme Élargi de Vaccination
PHS : Public Health Service
PIAA : Physician Insurers Association of America
PIB : Produit Intérieur Brut
PIP : Poly Implant Prothèse
PMA : Procréation Médicalement Assistée
PMIC : Commission d'Inspection du Premier ministre
PoP : Pelvic Organ Prolapse
PVH : Papillomavirus Humain
QI : Quotient Intellectuel
REB : Research Ethics Boards
RESIST : Réseau d'Entraide, Soutien et Informations sur la Stérilisation Tubaire
RNMH : Ratio Normalisé de Mortalité Hospitalière
ROR : Rougeole-Oreillons-Rubéole
SAE : Serious Adverse Events
SAPS : American Society of Plastic Surgeons
SAR : Suspected Adverse Reaction
SARM : Methicillin-resistant Staphylococcus aureus
SENIC : Study on the Efficacy of Nosocomial Infection Control
SEP : Sclérose En Plaques
SFPC : Société Française de Pharmacie Clinique
SHAD : Shipboard Hazard and Defense

SIDA : Syndrome d'Immunodéficience Acquise
SUI : Stress Urinary Incontinence
SUSAR : Serious Unexpected Suspected Adverse Reactions
TAVI : Implantation Transcathéter d'une Valve Aortique
TBI : Total Body Irradiation
TCR : T Cell Receptor
TDM : Tomodensitométrie
TEV : Thrombo-Embolies Veineuses
TGA : Therapeutic Goods Administration
THO : Transplantation of Human Organ Act
TVM : Maillage Médical Transvaginal
UMC : Uppsala Monitoring Centre
UNDP : United Nations Development Programs
UNESCO : Organisation des Nations Unies pour l'Éducation, la Science et la Culture
UNICEF : United Nations International Children's Emergency Fund
USA : United States of America
uSAE : Unrelated Serious Adverse Events
VAERS : Vaccine Adverse Event Reporting System
VIH : Virus de l'Immunodéficience Humaine
WHO : World Health Organization
WMA : World Medical Association

RÉFÉRENCES BIBLIOGRAPHIQUES

ACHRE (1995). *Advisory Committee on Human Radiation Experiments* (*Final Report*). U.S. Government Printing Office, Washington, D.C. 20402.

AEC (1953). *Worldwide of atomic weapons : Project Sunshine.* U.S. Atomic Energy Commission and U.S. Air Force Project Rand. The Rand Corporation.

Aguado, M.T., Jodar, L., Granoff, D., Rabinovich, D., Ceccarini, C., Perkin, G.W. (2015). From Epidemic Meningitis Vaccines for Africa to the Meningitis Vaccine Project. *Clin. Infect. Dis.*, 15 ; 61 (Suppl5) : S391-5.

AHRP (2001). *Monster Experiment.* Alliance for Human Research Protection, 11 juin.

Akhavan, P. (2016). Cultural genocide : Legal label or mourning metaphor? *McGill Law Journal*, 62(1), p. 243-270.

Akhtar, Z. (2010). Canadian genocide and official culpability. *International Criminal Law Review*, 10(1), p. 111-135.

Altink, H. (2017). The black scourge ? Race and the Rockefeller Foundation's tuberculosis commission in interwar Jamaica.*História, Ciências, Saúde -Manguinhos*, Rio de Janeiro, v. 24, n. 4, p. 1071-1087.

Alving, A.S., Craige, B., Pullman, T.N., Whorton, C.M., Jones, R., Eichelberger, L. (1948a). Procedures used at Stateville penitentiary for the testing of potential antimalarial agents. *Journal of Clinical Investigation*, Vol. 27, N°. 3 (part 2), p. 2-5.

Alving, A.S., Craige, B., Jones, R., Whorton, C.M., Pullman, T.N., Eichelberger, L. (1948b). Pentaquine (SN-13 276) : A therapeutic agent effective in reducing the relapse rate in vivax malaria. *The Journal of Clinical Investigation*, 27, p. 25-33.

Alving, A.S., Eichelberger, L., Craige, B., Jones, R., Whorton, C.M., Pullman, T.N. (1948c). Studies on the chronic toxicity of chloroquine (SN-7618). *Journal of Clinical Investigation*, 27, p. 60-65.

Alving, A.S., Pullman, T.N., Craige, B., Jones, R., Whorton, C.M., Eichelberger, L. (1948d). The clinical trial of eighteen analogues of pamaquin (plasmochin) in vivax malaria (Chesson strain) *Journal of Clinical* Investigation, 27, p. 34-45.

Ambroise J.R. and Broeck, S. (2015). *Black knowledges/ Black struggles : Essays in critical epistemology*. Liverpool University Press.

Ambrose, N.G. and Yairi, E. (2002). The Tudor Study : Data and Ethics. *American Journal of Speech-Language Pathology*, Vol. 11, p. 190-203.

American College of Physicians (1995). History of Medicine : Subjected to Science : Human Experimentation in America before the Second World War (Reviews and Notes). *Annals of Internal Medicine*, vol. 123, no. 2, p. 159.

Ammann, A., Bryson, Y., Gottlieb, M., Landers, D., Pizzon, P., Stiehm, E.-R. (1994). Zidovudine for mother, fetus and child : hope or poison ? *Lancet*, 344, p. 207-209.

Angell, M. (2004). *The Truth About the Drug Companies: How They Deceive Us and What to Do About It*. Random House, Inc.

Annas, G.J. and Grodin, M.A. (1992). *The Nazi doctors and the Nuremberg code : human rights in human experiments*. Oxford University Press.

Ansell, B.M., Antonini, F., Glynn, L.E. (1953). Cantharides blisters in children with rheumatic fever. *Clinical Science*, 12 (4), p. 367-373.

Appleman, L.I. (2020). The Captive Lab Rat : Human Medical Experimentation in the Carceral State. *Boston College Law Review*, Vol. 61, Issue 1, Article 2.

Armstrong, W. (2010). Did Pfizer Bribe Its Way Out of Criminal Charges in Nigeria ? *The Atlantic*, 27 décembre.

Arnold, A. (2020). They Were Freed From a Nightmarish Facility. But the Abuse Didn't Stop. *The CUT*, 21 février.

Asante, K.P., Abdulla, S., Agnandji, S. *et al.* (2011). Safety and efficacy of the RTS,S/AS01(E) candidate malaria vaccine given with expanded-programme-on-immunisation vaccines : 19 month follow-up of a randomised, open-label, phase 2 trial. *Lancet Infect. Dis.*, 11, p. 741-749.

ASSM (2015). *Recherche avec l'être humain : Guide pratique*. Académie Suisse des Sciences Médicales. Maison des Académies, Laupenstrasse, Berne, Suisse, 2e édition.

Associated Press (2006). Ethicists blast study testing fake blood. *AP (Health News)*, 2 mars

Associated Press (2011). Shocking medical experiments are part of U.S. history. *New Haven Register*, 27 février

Aubert-Marson, D. (2005). Eugenist politics in the United States of America in the first XXth half-century. M/S : *Médecine sciences*, 21 (3), p. 320-323.

Bagla, P. (2013). Indian Parliament Comes Down Hard on Cervical Cancer Trial. *Science*, 9 septembre.

Bambery, B., Selgelid, M., Weijer, C., Savulescu, J., Pollard, A.J. (2015). Ethical criteria for human challenge studies in infectious diseases. *Public Health Ethics*, 9(1), p. 92-103.

Baumeister, A. (2000). The Tulane Electrical Brain Stimulation Program A Historical Case Study in Medical Ethics. *Journal of the History of the Neurosciences*, 9(3), p. 262-278.

Bank, D. and Buckman, R. (2002). Gates Foundation Buys Stakes in Drug Makers. *Wall Street J.*, 17 mai.

Barker-Benfield, G.J. (1976). *The Horrors of the Half-Known : Male Attitudes Toward Women and Sexuality in 19th. Century America.* Routledge.

BBC News (2006). Hidden history of US germ testing. *BBC News*, 13 février.

Beaumont, P. (2020). Vaccine-derived polio spreads in Africa after defeat of wild virus. *The Guardian*, 2 septembre.

Beecher, H.K. (1966). Ethics and clinical research. *N. Engl. J. Med.*, 274, p. 1354-1360.

Beecher, H.K. (1968). Medical research and the individual. In Edward Shils (ed.), *Life or Death: Ethics and Options*. Portland, Or., Reed College. p. 133.

Bejon, P., Lusingu, J., Olotu, A. *et al.* (2008). Efficacy of RTS, S/AS01E vaccine against malaria in children 5 to 17 months of age. *N. Engl. J. Med.*, 359, p. 2521-2532.

Bellafante, G. (2018). Statue of Doctor Who Did Slave Experiments Is Exiled. Its Ideas Are Not. *The New York Times*, 18 avril.

Beller, F.K. (1973). History of the Willowbrook State School or when is entitled the human experimentation.*Med. Welt.*, 24(2), p. 79-80.

Benedek, T.G. and Erlen, J. (1999). The scientific environment of the Tuskegee Study of Syphilis, 1920-1960.*Perspect Biol. Med.*, 43, p. 1-30.

Berche, P. et Lefrere, J.J. (2010). L'enquête Tuskegee sur la syphilis. *La Presse Médicale*, 39, p. 1324-1329.

Beyer, D.H., Cathey, W.T., Stover, J.H., Williams, W.J., Green, T.W. (1953). Human Experimentation in the BiologicalWarfare Program. Fort Detrick, Md. Memorandum, 9 octobre.

Bhandari, N., Rongsen-Chandola, T., Bavdekar, A., John, J., Antony, K., Taneja, S. *et al.* (2014). Efficacy of a monovalent human-bovine (116E) rotavirus vaccine in Indian infants : a randomised, double-blind, placebo-controlled trial. *The Lancet*, 383 (9935), p. 2136-2143.

Black, W.C. (1942). The etiology of acute infectious gingivostomatitis (Vincent's stomatitis). *The Journal of Pediatrics*, 20 (2), p. 145-160.

Blake, I.M., Pons-Salort, M., Molodecky, N.A. *et al.* (2018). Type 2 poliovirus detection after global withdrawal of trivalent oral vaccine. *N. Engl. J. Med.*, 379, p. 834-845.

Blum, W. (2006). *Rogue State : A Guide to the World's Only Superpower.* Zed Books, Ltd. London, p. 147-149.

Boissoneault, L. (2017). A Spoonful of Sugar Helps the Radioactive Oatmeal Go Down : When MIT and Quaker Oats paired up to conduct experiments on unsuspecting young boys. *Smithsonian Magazine*, 8 mars.

Bongrand, P-Ch. (2011). *L'expérimentation sur l'homme : sa valeur scientifique et sa légitimité* (Thèse pour le doctorat en médecine, soutenue le 27 janvier 1905 devant la Faculté de médecine et de pharmacie de Bordeaux). Présenté par Fagot-Largeault, A. et Amiel (2011). Presses de l'Institut Gustave Roussy (Collection santé/recherche Dirigée par Philippe Amiel)

Bonhoeffer, J., Menkes, J., Gold, M.S. *et al.* (2004). Generalized convulsive seizure as an adverse event following immunization: case definition and guidelines for data collection, analysis, and presentation. *Vaccine*, 22, p. 557-562.

Bonnet, F. and Robert, B. (2009). La régulation éthique de la recherche aux États-Unis : histoire, état des lieux et enjeux », *Genèses*, n° 75, p. 87-108.

Booth, K.M. (2010). A Magic Bullet for the "African" Mother? Neo-Imperial Reproductive Futurism and the Pharmaceutical "Solution" to the HIV/AIDS Crisis. *Social Politics : International Studies in Gender, State &Society*, 17(3), p. 349-378.

Bradford H. G. (1975). *Human Subjects in Medical Experimentations: A sociological study of the conduct and regulation of clinical research.* Wiley.

Bragg, J.B. (2011). *America the Colorful Story.* Lulu.com.

Brandt, A.M. (1978). Racism and research: The case of theTuskegee Syphilis study. *The Hastings Center Report*, 8(6), p. 21-29.

Breier, A., Su, T.-P., Saunders, R., Carson, R.E., Kolachana, B.S., de Bartolomeis, A., Weinberger, D.R. *et al.* (1997). Schizophrenia is associated with elevatedamphetamine-induced synaptic dopamine concentrations: Evidence from a novel positron emission tomogramphy method. *Proc. Natl. Acad. Sci. USA.*, 94(6), p. 2569-2574.

Breslow, L.H. (2003). The best pharmaceuticals for children act of 2002 : The rise of the voluntary incentive structure and congressional refusal to require pediatric testing. *Harvard Journal on Legislation*, 40(1), p. 133-93.

Brody, H., Leonard, S.E. Nie, J.-B., Weindling, P. (2014). United States Responses to Japanese Wartime Inhuman Experimentation after World War II: National Security and Wartime Exigency. *Camb Q Healthc Ethics,* 23(2), p. 220-230.

Broberg, G. and Roll-Hansen, N. (1996). *Eugenics and the welfare state: sterilization policy in Denmark, Sweden, Norway and Finland.* East Lansing, Michigan State University Press.

Brody, B.A. (1998). *The ethics of medical research : an international perspective.* Oxford University Press.

Brown, C.H. (1984). The forced sterilization program under the Indian Emergency: results in one settlement. *Human Organization*, 43(1), p. 49-54.

Brown, D.L. (2017). A surgeon experimented on slave women without anesthesia. Now his statues are under attack. *Washington Post*, 29 août.

Calle, M.-F. (2008). Un vaste trafic de reins démantelé près de Delhi. *Le Figaro.fr*, 30 janvier.

Campbell, K.A. (1994). Knots in the Fabric : Richard Pearson Strong and the Bilibid Prison Vaccine Trials, 1905-1906. *Bulletin of the History of Medicine*, Vol. 68, No. 4, p. 600-638.

CDC (2006). *Epidemiology and prevention of Vaccine-Preventable Diseases.* Centers for Disease Control and Prevention, 9e édition.

CDC (2021). *The Tuskegee Timeline.* Centers for Disease Control and Prevention, 22 avril.

CERI (2012). Canada : le massacre du peuple indien passe par la destruction et l'exploitation de ses enfants. *Agoravox*, 20 novembre.

Chan, J. and Dybbro, D. (2020). *Seeking Justice for Biological Warfare Victims of Unit 731 : Evidence Collected by Wang Xuan.* Pacific Atrocities Education.

Cherbonnier, A. (1997). Nasal Radium Irradiation of Children Has Health Fallout. *Baltimore Chronicle and Sentinel*, 1 octobre.

Chernin, E. (1989). Richard Pearson Strong and the Iatrogenic Plague Disaster in Bilibid Prison, Manila, 1906. *Reviews of Infectious Diseases*, Vol. 11, No. 6, p. 996-1004.

Child, K. (2013). We are guinea pigs for the drug makers. *Times Live*, 25 Juillet.

Childress, J.F., Meslin, E.M., Shapiro, H.T. (2005). *Belmont revisited: ethical principles for research with human subjects.* Washington, DC : Georgetown University Press.

Clendenin, R. M. (1968). *Science and Technology at Ft Detrick 1943-1968.* Ft Detrick, Md: US Department of the Army. Booklet.

CNEWS (2014a). Stérilisations de masse en Inde : 10 femmes meurent. *CNEWS, AFP*, 11 novembre.

CNEWS (2014b). Stérilisations : l'Inde et le Kenya touchées par deux affaires. *CNEWS*avec *AFP*, 14novembre.

Cockburn, A. and Jeffrey, St.C. (1998). *Whiteout: The CIA, Drugs and the Press*. New York : Verso.

Cole, L.A. (1997). *The Eleventh Plague : The Politics of Biological and Chemical Warfare*. Edition : Freeman, W. H. and Company.

Collins, A. (1998). *In the Sleep Room: The Story of CIA Brainwashing Experiments in Canada*. Toronto : Key Porter Books.

Comfort, N. (2009). The prisoner as model organism : malaria research at Stateville Penitentiary. *Stud. Hist. Philos. Biol. Biomed. Sci.*, 40(3), p. 190-203.

Commission on assisted dying. (2017). MK Ultra project. 19 février. commissiononassisteddying.co.uk

Conahan, F. (1994). *Human Experimentation An Overview of Cold War Experimentation Programs.*United States General Accounting Office, 28 septembre.

Congressional Subcommittee on Energy Conservation and Power (1986). *American Nuclear Guinea Pigs: Three Decades of Radiation Experiments on U.S. Citizens*. Washington : U.S. Government Printing Office.

Connolly, H.M., Crary, J.L., McGoon, M.D., *et al.* (1997). Valvular heart disease associated with fenfluramine-phentermine. *N. Engl. J. Med*, 337, p. 581-588.

Cooper, D.K.C. and Lanza, R.P. (2000). *Xeno-The Promise of Transplanting Animal Organs into Humans.* New York : Oxford University Press.

Cooper, D.K.C. (2012). A brief history of cross-species organ transplantation. *Proc (Bayl Univ Med Cent)*, 25(1), p. 49-57.

Cooper, L.V., Bandyopadhyay, A.S., Gumede, N., Mach, O., Mkanda, P., Ndoutabé, M. *et al.* (2022). Risk factors for the spread of vaccine-derived type 2 polioviruses after global withdrawal of trivalent oral poliovirus vaccine and the effects of outbreak responses with monovalent vaccine : a retrospective analysis of surveillance data for 51 countries in Africa. *Lancet Infect. Dis.*, 22(2), p. 284-294.

Cooter, R. (1992). *In the Name of the Child.* Routledge. p. 104-105.

Corvelva (2019). Le litige Kano - Pfizer, un crime contre le Nigeria. *Corvelva*, 17 février.

Creager, A. N. H. (1999). What Blood Told Dr Cohn :World War II, Plasma Fractionation, and theGrowth of Human Blood Research. *Studies in History and Philosophy of Biological and Biomedical Sciences*, Vol. 30, No. 3, p. 377-405.

ctpost (2011). Report : Yale professor intentionally gave patients hepatitis in 1940s study. *ctpost*, 01 mars 2011.

Cueto, M. (1994). *Missionaries of Science : The Rockefeller Foundation and Latin America*. Bloomington : Indiana University Press.

D'Antonio, M. (2005). The State Boys Rebellion. In : de Barros, J., Palmer, S. and Wright, D. (2009). *Health and Medicine in the Circum Caribbean, 1800-1968*. London : Routledge

Delepine, N. et Delepine, G. (2018). Fake news autour du vaccin Gardasil : ne nous laissons pas duper ! *Alternative Santé*, n° 57, 16 mai.

Delepine, N. (2019). Gardasil, foi, propagande ou argumentation scientifique, il faut choisir ! *Agora Vox*, 7 mars. 2019.

Demarez, J.-P. (2008). De Nuremberg à aujourd'hui : Les « Comités d'éthique » dans l'expérimentation humaine.*Med./ Sci. (Paris)*, 24(2), p. 208-212.

Democracy Now (2004). Plutonium Files : How the U.S. Secretly Fed Radioactivity to Thousands of Americans. *Democracy Now (democracynow.org.)*, 5 mai.

Democracy Now (2005). How the U.S. Government Exposed Thousands of Americans to Lethal Bacteria to Test Biological Warfare. *democracynow.org.*13 juillet.

Deschamps, J.Y., Roux, F.A., Saï, P., Gouin, E. (2005). History of xenotransplantation. *Xenotransplantation*, 12(2), p. 91-109.

Deshpande, A., Miller-Petrie, M.K., Lindstedt, P.A. *et al.* (2020). Mapping geographical inequalities in access to drinking water and sanitation facilities in low-income and middle-income countries, 2000-17. *Lancet Glob. Health*, 8 : e1162-85.

Dieckmann, W.J., Davis, M.E., Rynkiewitz, L.M., Pottinger, R.E. (1953). Does the administration of diethylstilbestrol during pregnancy have therapeutic value? *Am. J. Obstet. Gynecol.*, 66, pp. 1062-1081.

Dober, G. (2008). Cheaper than Chimpanzees : Expanding the Use of Prisoners in Medical Experiments. *Prison Legal News*, Vol. 19, N° 3.

DOE (1995a). Human Radiation Experiments. The Department of Energy Roadmap to the Story and the Records. *Department of Energy*, février.

DOE (1995b). Human Radiation Experiments Associated with the U.S. Department of Energy and Its Predecessors. *Department of Energy*, juillet

Doel, R.E. (2003). Oral history of American science : A forty-year review. *History of Science*, 41, p. 349-378.

Donald, P., Kaufmann, S., Thee, S., Mandalakas, A.M., and Lange, C. (2022). Pathogenesis of tuberculosis: the 1930 Lübeck disaster revisited. *Eur. Respir. Rev.*, 31(164) : 220046.

Donde Vamos (2019). Canada : le massacre du peuple indien passe par la destruction et l'exploitation de leurs enfants. *MK-Polis*, 2019.

Dörner, K., Ebbinghaus, A., Linne, K., Roth, K.H., Weindling, P., Eltzschig, J., Walter, M. (1999). *The Nuremberg medical trial, 1946/47 : Transcripts, material of the prosecution and defense,related documents.* Munich : K. G. Saur.

Douglas, V. (2016). *The CIA as Organized Crime: How Illegal Operations Corrupt America and the World.* Clarity Press

Dowd, K. (2022). The San Quentin prison doctor who performed over 10,000 human experiments. *SFGATE, San Francisco History*, 2 mai.

Dryer, J. (2001a). Theory improved treatment and understanding of stuttering. *The San Jose Mercury News*, 11 jun.

Dryer, J. (2001b). Officials apologize for tests on stuttering. *The San Jose Mercury News*, 13 jun

Ducoeurjoly, P. (2014). Vaccin anti-HPV, oui les jeunes filles sont des cobayes. *NéoSanté*, N° 32, mars 2014.

Eckart, W. U. (2006). *Man, Medicine, and the State: The Human Body as an Object of Government sponsored medical research in 20th century.* Franz Steiner Verlag Stuttgart

Edelson, Ed. (2008). Experimental Blood Substitutes Unsafe, Study Finds. *ABC News*, 28 avril.

Editors of Encyclopaedia Britannica (2022).*William Beaumont, United States army surgeon.* 17 novembre.

Ed Regis (1999). *The Biology of Doom: The History of America's Secret Germ Warfare Project.* Henry Holt &Co.

Edwards, M. (2012). *R&D in Emerging Markets: A New Approach for a New Era.* Mckinsey & Co.

Elvehjem, C.A., Madden, R.J., Strong, F.M., Wooley, D.W. (1937). Relation of nicotinic acid and nicotinic acid amide to canine black tongue. *J. Amer. Chem. Soc.*, 59, p. 1767.

Engdahl, F.W. (2020). Gates Foundation vaccine spreads polio across Africa. *NEWAGE Opinion*, 01 octobre.

England, C. and Hons B.A. (2013a). Serious Allegations against HPV Vaccine Trials Affecting Thousands of Girls Accepted by Supreme Court of India », *Vactruth.com*, 8 janvier 2013.

England, C. and Hons B.A. (2013b). Minimum of 40 Children Paralyzed after New Meningitis Vaccine. *Vactruth*, 6 janvier.

England, C. and Hons B.A. (2014). India Holds Bill Gates Accountable For His Vaccine Crime. *Vactrouth.com*, 5 octobre.

Enserink, M. (2002). Fort Detrick. On biowarfare's frontline.*Science*, 296(5575), p. 1954-1956.

Ethan, B. (2009). The Strange Career of Leo Stanley: Remaking Manhood and Medicine at San Quentin State Penitentiary, 1913-1951. *Pacific Historical Review*, 78 (2), p. 210-241.

Etheridge, E.W. (1972). *The Butterfly Caste: A Social History of Pellagra in the South*. Westport, CT : Greenwood Publishing Company.

Ettershank, K. (1998). Report reveals Australia's illegal sterilisations. *Lancet*, 351, p. 44.

Fagot-Largeault, A. (1985). *L'Homme bio-éthique. Pour une déontologie de la recherche sur le vivant*. Paris, Maloine.

Farber, S.A. (1996). Nasal Radium Irradiation : Bad Science, Bad Medicine, Bad Ethics. *Testimony to U.S. Senate Committee on Governmental Affairs (ACHRE hearings)*, 12 mars.

Farley, J. (2003). *To Cast out Disease: A history of the International Health Division of the Rockefeller foundation, 1913-1951*. Oxford : OUP.

Farral, F. (1970). *The origins and growth of the english eugenics mouvement*, University Micro-films, p. 209-210

Farrell, K. (2006). Human experimentation in developing countries : improving international practices by identifying vulnerable populations and allocating fair benefits. *J. Health Care Law Policy*, 9(1), p. 136-161.

Fenster, A. (2011). Tuskegee, un nom et toute une histoire. Agence Science-Presse, 18 février.

Fitzpatrick, C. (2012). *The Prisoner's Dilemma: The History, Ethical Dimensions, and Evolving Regulatory Landscape of Clinical Trials on Inmates*. Harvard University's DASH repository.

Flood, A. (2016). Rare letter by Mary Wortley Montagu, pioneering travel writer, up for sale. *The Guardian*, 18 août.

Flores-Coscolluela, C., Faustino, E.R. (2014). *A Legacy of Public Health* (2de ed.).

Fox, G.J., Orlova, M., Schurr, E. (2016). Tuberculosis in Newborns: The Lessons of the "Lübeck Disaster" (1929-1933).*PLoS Pathog.*, 12(1), p. e1005271.

Franco-Paredes, C., Lammoglia, L., Santos-Preciado, J.-I. (2005). The Spanish Royal Philanthropic Expedition to Bring Smallpox Vaccination to the New World and Asia in the 19th Century. *Clinical Infectious Diseases*, 41 (9), p. 1285-1289.

Franklin, A. (1986). *The neglect of experiment.* Cambridge University Press.

Freyhofer, H.H. (2004). *The Nuremberg medical trial: The Holocaust and the origin of the Nuremberg medical code.* New York : P. Lang

Friedman J.S. (2005). *The Secret Histories : Hidden Truthsthat Challenged the Past and Changed the World.* Macmillan.

Gabirro, R.A. (2021). *Medicine The Lies, The Greed &The Death : The effects of medical trades and the pharma industry on your health.* Edition : Rui Alexandre Gabirro

George, J. (1946). Atlanta's malaria project. *Atlantian*, 6, p. 14.

Gillmor, D (1987). *I Swear by Apollo: Dr. Ewen Cameron and the CIA-Brainwashing Experiments*. Montreal: Eden press.

Goldberger, J., Waring, C.H., Willets, D.G. (1915). A test of diet in the prevention of pellagra. *South Med. J.*, 8, p. 1043.

Goldberger, J., Wheeler, G.A., Sydenstricker, E. (1918). A study of the diet of nonpellagrin and of pellagrin households. *JAMA*, 71, p. 944-949.

Goldberger, J., Wheeler, G.A. (1920). The experimental production of pellagra in human subjects by means of diet. *Hygienic Laboratory Bulletin.*, 120, p. 7-116.

Goldberger, J., Waring, C.H., Tanner, W.F. (1923). Pellagra prevention by diet among institutional inmates. *PublicHealth Rep.*, 38, p. 2361-2368.

Goldby, S. (1971). Experiments at the Willowbrook State School.*Lancet*, 1(7702), p. 749.

Goldby, S., Krugman, S., Pappworth, M.H., Edsall, G. (1971). The Willowbrook Letters : Criticisms and Defense. *The Lancet*, April 10, May 8, June 5, July 10.

Goldzieher, J.W, Moses, L.E., Averkin, E., Scheel, C., Taber, B.Z. (1971). A placebo-controlled double-blind crossover investigation of the side effects attributed to oral contraceptives". *Fertil Steril.*, 22 (9), p. 609-623.

Goliszek, A. (2003). In the *Name of Science: A History of Secret Programs, Medical Research, and Human Experimentation.* New York : St. Martin's Press.

Goncalves, E. (2001). Britain snatched babies' bodies for nuclear labs. *The Guardian.* London, 3 juin.

Gonda, M. A., Wong-Staal, F., Gallo, R.C., Clements, J.E., Narayan, O., Gilden, R.V. (1985). Sequence Homology and Morphologic Similarity of HTLV-IIIand Visna Virus, a Pathogenic Lentivirus.*Science*, 227(4683), p. 173-177.

Gonda, M.A., Braun, M.J., Clements, J.E., Pyper, J.M., Wong-Staal, F., Gallo, R.C., Gilden, R.V. (1986). Human T-cell lymphotropic virus type III shares sequence homology with a family of pathogenic lentiviruses.*Proceedings of the National Academy of Sciences*, 83(11), p. 4007-4011.

Goodbaudy, T. (2013). *Freedom from Government : Statist Delusions*. PDXdzyn, Portland, Oregon.

Gordon, D. (1996). The Verdict : No harm, no foul. *Bulletin of the Atomic Scientists*, 52 (1), p. 32-40.

Goussard, C. (2007). Éthique dans les essais cliniques : principes fondateurs, lignes directrices internationales, rôles et responsabilités des comités d'éthique. *Med. Sci. (Paris)*, 23, p. 777-781.

Goyal, M., Mehta, R.L., Schneiderman, L.J., Sehgal, A.R. (2002). Economic and Health Consequences of selling a Kidney in India. *JAMA.*, 288, p. 1589-1593.

Gretchen Reynolds (2003). The Stuttering Doctor's 'Monster Study'. *The New York Times Magazines*, 16 mars.

Grodin, M.A. and Glantz, L.H. (1994). *Children as research subject*. Oxford University Press.

Guematcha, E. (2019). Genocide Against Indigenous Peoples : The Experiences of the Truth Commissions of Canada and Guatemala. *The International Indigenous Policy Journal*, 10(2).

Gutierrez, A. (2010). Project Operation Whitecoat: Military Experimentation, Seventh-Day Adventism and Conscientious Cooperation. *History in the Making :* Vol. 3, Article 6.

Hall, J. (2014). *Guinea Pigs : Technologies of Control*. Strategic Book Publishing and Rights Co

Halpern, S.A. (2004). *Lesser Harms : The morality of risk in medical research*. The University of Chicago Press.

Harkness, J., Lederer, S.E., Wikler, D. (2001). Laying ethical foundations for clinical research. *Bull. World Health Organ.*, 79(4), p. 367-372.

Harriet, A.W. (2007). *Medical Apartheid: The Dark Historyof Medical Experimentation on Black Americans From Colonial Times to the Present*. New York : Doubleday Books.

Harris, S.H. (2002). *Factories of Death: Japanese BiologicalWarfare, 1932-1945, and the American Cover-up*. Routledge ; New York.

Hazen, H. H. (1914). Syphilis in the American Negro. *Journal of the American Medical Association*, 63(8), p. 463.

Heller, J. (1972). Syphilis Victims in U.S. Study Went Untreated for 40 Years. *The Associated Press*, 26 Juillet.

Hempelmann, L.H., Langham, W.H., Richmond, C. R. et Voelz, G.L. (1973). Manhattan Project plutonium workers: A twenty-seven year follow-up study of selected cases. *Health Physics*, 25, p. 461-479.

Henry, C. (2008). Nouveau scandale de trafic de reins en Inde. *Reportage France* 24, 28 janvier.

Hermann, D.H.J. (2001). Lessons Taught by Miss Evers' Boys : The Inadequacy of Benevolence and the Need forLegal Protection of Human Subjects in Medical Research », *Journal of Law and Health*,2000-2001, 15(2), p. 147-163.

Hersh, S. M. (1974). Huge C.I.A. operation reported in U.S. against antiwar forces, other dissidents in Nixon years. *The New York Times*, 22 décembre.

Hetland, T.A. (2011). *Abdullahi v. Pfizer & the Alien Tort Statute : Kicking Open a Door Left Slightly Ajar*. By Sosa v. Alvarez-Machain, 4 St. Louis U. J. Health L. &Pol'y.

Hilakivi-Clarke, L., de Assis, S., Warri, A. (2013). Exposures to Synthetic Estrogens at Different Times During the Life, and Their Effect on Breast Cancer Risk.*J.Mammary Gland Biol. Neoplasia*, 18(1), p. 25-42.

Hiller, K. and Bloom R.F. (2017). Interview with Arthur Caplan.*Voies in Bioethics*, 24 mai.

Hilts, P.J. (1998). Experiments on children are reviewed. *The New York Times*, 15 avril.

Hiroyuki, N., Eisuke, N., Akira, A. (2022). The creation of the Belmont Report and its effect on ethical principles : a historical study. *Monash Bioeth. Rev.*, 40(2), p. 157-170.

Hodges, R.M. (1950). The strontium content of human body. *J. Biol. Chem.*, Vol. 185, p. 519.

Holliston P. (2005). *A Heritage of Hypocrisy*. Pleasant Mount Press, Inc.

Hoover, R.N., Hyer, M., Pfeiffer, R.M. *et al.* (2011) Adverse health outcomes in women exposed in utero to diethylstilbestrol. *N. Engl. J. Med.*, 365, p. 1304-1314.

Hope, T. and McMillan, J. (2004). Challenge studies of human volunteers: Ethical issues. *Journal of Medical Ethics*, 30(1), p. 110-116.

Hornblum, A.M. (1997). They were cheap and available : Prisoners as research subjects in twentieth century America. *British Medical Journal*, 315, p. 1437-1441.

Hornblum, A.M. (1998). *Acres of Skin : Human Experiments at Holmesburg Prison.*Routeledge, Now York, NY 1001.

Hornblum, A.M. (2013). NYC's forgotten cancer scandal. *New York* Post, 28 décembre.

Hornblum, A.M., Newman, J.L., Dober, G.J. (2013). *Against Their Will: The Secret History of Medical Experimentation on Children in Cold WarAmerica.*St. Martin's Press,/(Palgrave Macmillan).

Horrock, N. M. (1977). 80 Institutions Used in CIA Mind Studies : Admiral Turner Tells Senators of Behavior Control Research Bars Drug Testing Now. *New York Times,* 4 août.

Hosein, S.R. (2019). La syphilis. *CATIE* (La source canadienne de renseignements sur le VIH et l'hépatite C).

Hull, D. (2015). Reining in the Commercialized Foreign Clinical Trial. *Journal of Legal Medicine*, 36 (3-4), p. 367-401.

Hunt, V. *et al*. (2011). *A Wake-Up Call for Big Pharma*. Mckinsey & Co.

Huxsoll, D.L., Parrott, C.D., Patrick, W.C 3rd. (1989). Medicine in defense against biological warfare. *JAMA*, 262(5), p. 677-679.

IJRC (2022). *Forced sterilization of indigenous women in canada.* International Justice Resource Center, (consulté le 26 janvier 2022).

Inglis-Arkell, E. (2014). The horrifying letter in which a scientist "confessed" to murder. *GIZMODO*, 26 janvier.

Institute of Medicine : Committee to Survey the Health Effects of Mustard Gas and Lewisite. (1993). *Veterans at Risk : The Health Effects of Mustard Gas and Lewisite.* Pechura, C.M. et Rall, D.P. (dir). National Academies Press, p. 379-380.

i24NEWS (2023). Pakistan : démantèlement d'un vaste réseau de trafic d'organes. *i24NEWS,* 03 octobre.

Jamrozik, E. and Selgclid, M.J. (2021). History of Human Challenge Studies. *Human Challenge Studies in Endemic Settings*, p. 9-23.

Jelassi, K. (2021). Trafic d'organes : Les personnes vulnérablesvisées. *LaPresse*, 29 novembre.

Jody, D., Lieberman, J.A., Geisler, S., Szymanski, S., Alvir, J.M. (1990). Behavioral response to methyl-phenidate and treatment outcome in first episode schizophrenia. *Psychopharmacol Bull.*, 26 (2), p. 224-230.

Johnson, W. (1938). The role of evaluation in stuttering behavior. *Journal of Speech and Hearing Disorders*, 3, p. 85-89.

Johnson, W., Van Riper, C., Davis, D., Scarbrough, H., Hunsley, Y., Bakes, F., Travis, L., Dwyer, S. (1942). A study of the onset and development of stuttering. *Journal of Speech Disorders*, 7, p. 251-257.

Jones, J.H. (1993). *Bad Blood : The Tuskegee Syphilis Experiment*. Free Press.

Jones, J.H. (2006). The Tuskegee syphilis experiments. Dans *Man, Medicine, and the State: The Human Body as an Object of Government sponsored medical research in 20th century*. Eckart, W. U. Franz Steiner Verlag Stuttgart.

Jordan, W.D. (1969). *White Over Black*. Chapel Hill : University of North Carolina Press, 1968 ; Pelican Books, 1969, p. 32-40.

Kaiser I.H. (1978). Reappraisals of J. Marion Sims. *Am. J. Obstet. Gynecol.*, 132(8), p. 878-884.

Katz, J., Capron, A.M., Glass, E.S. (1972). *Experimentation with Human Beings: The Authority of the Investigator, Subject, Professions, and State in the Human Experimentation Process*. Russell Sage Foundation.

Kazmin, A. (2013). Vaccination scandal taints reputation of India drug trials. *The Financial Times*, 18 novembre.

Kean, S.(2021). 22 Orphans Gave Up Everything to Distribute the World's First Vaccine: *Spain's strategy for rolling out the smallpox vaccine ran into some very 19th-century problems.The Atlantic*, 12 janvier.

Kerr, A. and Shakespeare, T. (2002). *Genetic politics: from eugenics to genome*. Cheltenham, New Clarion Press.

Kevin, D.A. (2010). *Hidden No Longer :Genocide in Canada,Past and Present.*The International Tribunal into Crimesof Church and State And The Friends andRelatives of the Disappeared.

Kevles, D.J. (1995). *Au nom de l'eugénisme*. Paris : PUF.

Kevles, D.J. (1998). *In the name of eugenics: genetics and the uses of human heredity*. Cambridge, Harvard University Press.

Killackey, J. (1996). Gulf Troops Called Victims of Chemical, Germ Warfare. *The Oklahoman*, 17 février.

Kirchmann, R.J. (1998). Historical overview of the project "Sunshine" in Belgium. *Radiats Biol.Radioecol.*, 38 (4), p. 624-630.

Knowles, F.C. (1909). Molluscum contagiosum : report of an institutional epidemic of fifty nine cases. *Journal of the American Medical Association*, 53, p. 671-673.

Koimaster (2013). Human experimentation in the US. *Koimaster*, 7 avril.

Krasuski, M. (2020). *Sanctioned Medical Exploitation : Dr. Albert Kligman and the Holmesburg Prison Experiments, 1951-1974*. HIS 480, Davidson College. 7 décembre.

Krifi, M.N. (2017). *Naissance et essor de la vaccinologie et de l'immunothérapie*. Éditions ISTE, Londres.

Kristof, N.D. (1995). Unmasking Horror -A special report. Japan Confronting Gruesome War Atrocity". *The New York Times,* 17 mars.

Krugman, S. and Shapiro, S. (1971). Experiments at the Willowbrook State School. *The Lancet*, 1(7706), p. 966-967.

Krugman, S. (1986). The Willowbrook hepatitis studies revisited: ethical aspects.*Rev. Infect. Dis*., 8(1), p. 157-62.

LaForce, F.M., Konde, K., Viviani, S., Préziosi, M.P. (2007). The Meningitis Vaccine Project. *Vaccine*, 3 ; 25 Suppl 1 : A97-100

Landau, E. (2010). Studies show dark chapter of medical research. *CNN*, 1 octobre.

LaForce, F.M., Djingarey, M., Viviani, S., Preziosi, M.P. (2018a).

LaForce, F.M., Djingarey, M., Viviani, S., Preziosi, M.P.(2018b). Successful African introduction of a new Group A meningococcal conjugate vaccine : Future challenges and next steps.*Hum.Vaccin Immunother*., 14(5), p. 1098-1102.

Langer, E. (1964). Human experimentation : cancer studies at Sloan-Kettering stir public debate on medical ethics. *Science*, 143, p. 551-553.

Langham, W.H., Lawrence, J.N.P., McCleeland, J., Hempelmann, L.H. (1962). The Los Alamos Scientific Laboratory'sexperience with plutonium in man. *Health Physics*, 8, p. 753-760.

Lans, C. (2007). Ethnomedicines used in Trinidad and Tobago for reproductive problems.*J. Ethnobiol. Ethnomed*., doi : 10.1186/1746-4269-3-13.

Lapp, R. (1959). Sunshine and Darkness. *Bulletin of the Atomic Scientists*, 15, p. 27-29

Larson, C.A. (1970). Ethnic Weapons.*Military Review*, novembre.

Laruelle, M., Abi-Dargham, A., van Dyck, C.H., Gil, R., D'Souza, C.D., Erdos, J., McCance, E., *et al.* (1996). Single photon emission computerized tomography imaging of amphetamine-induced dopamine release in drug-free schizophrenic subjects.*Proc. Natl. Acad. Sci*., 93(17), p. 9235-9240.

Leach, A., Vekemans, J., Lievens, M. *et al.* (2011). Design of a phase III multicenter trial to evaluate the efficacy of the RTS, S/AS01 malaria vaccine in children across diverse transmission settings in Africa. *Malar. J*., 10, p. 224-224.

Leary, W.E. (1995). In 1950's, U.S. Collected Human Tissue to Monitor Atomic Tests. *New York Times*, 21 juin.

LeBaron, W. D. (2013). *America's nuclear legacy.* Nova Science Publishers.

Lederer, S.E. and Grodin, M.A. (1994). Historical Overview: Pediatric Experimentation. Dans *children as research subjects: science, ethics, and law*3, 6. Grodin, M.A., Glantz, L.H. (Dir.).

Lederer, S.E. (1997). *Subjected to science : human experimentation in America before the second world war.*The Henry E. Sigerist Series in the History ofMedicine. Johns Hopkins University Press ; Baltimore and London.

Lederer, S.E. *(2002). Porto Ricochet : Joking about Germs, Cancer and Race Extermination in the 1930s.*Oxford University Press American Literary History.

Lederer, S.E. (2008). Walter Reed and the yellow fever experiments. In *The Oxford textbook of clinical research ethics*, 9-17.

Lee, M.A. and Shlain, B. (1994). *Acid Dreams, the Complete Social History of LSD: the CIA, the Sixties, and Beyond.* Grove Press.

Lematin (2023). Un trafic de reins humains a conduit à la mort de trois personnes. *AFP*, 2 octobre.

Lessons from the Meningitis Vaccine Project. *Viral Immunol*, 31(2), p. 109-113.

Leung, R. (2004). America's Deep, Dark Secret. *CBS News*, 29 avril.

Leung, R. (2009). A Dark Chapter In Medical History. *CBS News*, 11 février.

Levine, R. J. (1986). *Ethics and regulation of clinical research.* 2de ed. Yale University Press, p. 71-72.

Lewin, T. (2001). Families Sue Pfizer on Test of Antibiotic. *Now York Times*, 30 août.

Lieberman, J.A., Kane, J.M., Gadaleta, D., Brenner, R., Lesser, M.S., Kinon, B. (1984). Methylphenidate challenge as a predictor of relapse in schizophrenia. *Am. J. Psychiatry*. 141(5), p. 633-638.

Lieberman, J.A., Kane, J.M., Sarantakos, S., Gadaleta, D., Woerner, M., Alvir, J., Ramos-Lorenzi, J. (1987). Prediction of relapse in schizophrenia. *Arch.Gen. Psychiatry*, 44 (7), p. 597-603.

Lindee, M.S. (1994). *Suffering made real: American science and the survivors at Hiroshima.* Chicago : University of Chicago Press.

Little, D.-T and Grenville, H.-R.W. (2012). Premature ovarian failure 3 years after menarche in a 16-year-old girl following human papillomavirus vaccination. *BMJReports*, 2012.

L'Obs(2009). Tuskegee : le drame qui nourrit la thèse du complot. *L'Observateur*, 23 juillet.https://www.nouvelobs.com/societe/20090710.

Lockwood, J.A. (2009). *Six Legged Soldiers : Using Insects as Weapons of War.* Oxford University Press.

Loue, S. (2002). *Textbook of research ethics : Theory and practice.* Kluwer Academic Publishers. New York.

Luca, S. and Mihaescu, T. (2013). History of BCG vaccine. *Maedica*, v.8, n.1, p. 53-58

Lurie, P. and Wolfe, S.-M. (1997). Unethical trials of interventions to reduce perinatal transmission of the human immunodeficiency virus in developing countries », *N. Engl. J. Med.*, 337(12), p. 853-856.

MacBryde, C.M., Freedman, H., Loeffel, E. *et al.* (1940). The synthetic estrogen stilbestrol : clinical and experimental studies. *JAMA,* 115(6), p. 440-443.

MacBryde, C.M., Castrodale, D., Loeffel, E. *et al.* (1941). The synthetic estrogen diethylstilbestrol : clinical and experimental studies (II). *JAMA,* 117(15), p. 1240-1242.

Maddison, B. (2013a). *I Can See Clearly Now* - 3rd Edition

Maddison, B. (2013b). *It Ain't Necessarily So Book Two.* Lulu.com

Maehler, A.H. (1999). *Drugs on Trial : Experimental Pharmacology and Therapeutic Innovation in the Eighteenth Century.* Amsterdam, Atlanta GA, Rodopi, p. 268-269.

Malcolm, B. and Lockhart, K. (2007). *Seeking a Sanctuary : Seventh-day Adventism and the American Dream* (2nd ed.). Bloomington, Indiana: Indiana University Press.

Mangold, T. and Goldberg, J. (2000). *Plague Wars : The Terrifying Reality of Biological.*Edition : St. Martin's Press.

Marks, H.M. (1997). *The progress of experiment : Science and therapeutic reform in the United States,1900-1990.* Cambridge : Cambridge University Press.

Marks, H. (1999). *La Médecine des preuves. Histoire et anthropologie des essais cliniques (1900-1990).* Institut Synthélabo, collection : Les empêcheurs de penser en rond. Paris, 15 mai.

Maron, D. F. (2014). Should Prisoners Be Used in Medical Experiments? *Scientific American*, 2 juillet.

Maugh II, T.H. (2007). Eugene Saenger, 90 ; physician conducted pivotal studies on effects of radiation exposure", *Los Angeles Times*, 6 octobre.

McCarthy, D.S. (2008). *The CIA & the cult of secrecy.* Dissertations, Theses, and Masters Projects. Paper 1539623335.

McCoy, A. (2006). *A Question of Torture : CIA Interrogation, from the Cold War to the War on Terror*. Henry Holt and Company.

McCurry, J. (2018). Unit 731 : Japan discloses details of notorious chemical warfare division. *The Guardian*, 17 avril.

McGreal, C. (2010). US says sorry for outrageous and abhorrent Guatemalan syphilis tests. *The Guardian*. London, 1er octobre.

McNeil, D. (2011). Nigerians Receive First Payments for Children who Died in 1996 Meningitis Drug Trial,*New York Times*, 11 août.

Meier, B.M. (2002). International Protection of Persons Undergoing Medical Experimentation: Protecting the Right of Informed Consent. *Berkeley Journal of International Law*, vol. 20, iss.3, p. 513-554.

Meiklejohn, G.N. (1994). Commission on Influenza. Dans *The histories of the commissions*. Woodward, T. E. (dir), 143-144. The Armed Forced Epidemiological Board.

Meldrum, M.L. (1994). The randomized clinical trial in historical context, 1946-1970. *PhD thesis.* State University of New York ; Stony Brook. Departures from the design.

Melissa (2013). One of the most shocking programs of all time : project MK-ULTRA. *Today I Found Out*, 23 septembre.

Melnick, A.L. (2008). *Biological, Chemical, and Radiological Terrorism : Emergency Preparedness and Response for the Primary Care Physician.* Springer. p. 2.

Meltzer, L.A. and Childress, J.F. (2008). What is fair participant selection ? In *The Oxford textbook of clinical research ethics*, ed. Ezekiel J. Emanuel, Christine Grady, Robert A. Crouch, Reidar K. Lie, Franklin G. Miller, and David Wendler, 377-385. Oxford : Oxford University Press.

Merson, M.H. (1998). Ethics of placebo-controlled trials of zidovudine to prevent the perinatal transmission of HIV in the Third World. *N. Engl. J. Med.*, 338(12), p. 836

Mitford, J. (1973). Experiments Behind Bars : Doctors, Drug Companies and Prisoners. *Atlantic Monthly*, 76(1), p. 64-73, Janvier.

Miller, F.G. (2013). The Stateville penitentiary malaria experiments : a case study in retrospective ethical assessment. *Perspectives in Biology and Medicine*, 56 (4), p. 548-567.

Mohr, C.L. and Gordon, J.E. (2001). *Tulane : the emergence of a modern university, 1945-1980*. LSU Press.

Moore, J.E., Cole, H.N., O'Leary, P.A., Stokes, J.H., Wile, U.J., Clark, T., Parran, T., Usilton, J.H. (1932). Cooperative Clinical Studies in the Treatment of Syphilis : Latent Syphilis. *Venereal Disease Information*, 13, p. 351.

Moreno, J. D. (1999). *Undue risk : secret state experiments on humans*. New York, WH Freeman.

Moreno, J. D. (2001). *Undue risk : secret state experiments in humans*. Routledge, Now-York and London.

Moss, W. and Eckhardt, R. (1995). The Human Plutonium Injection Experiments. *Los Alamos Science*. N° 23.

Muraskin, W. (1998). *The Politics of International Health: The Children's Vaccine Initiative and the Struggle toDevelop Vaccines for the Third World*. Albany : State University of New York Press, 4-5 ; 31.

Myers, J.S. (1912). *Life and letters of Dr. William Beaumont*. St. Louis : C. V. Mosby, 1912.

Narayana Kumar K.P. (2014). Controversial vaccine studies: Why is Bill & Melinda Gates Foundation under fire from critics in India ? *The Economic Times*, 14 août.

Nash, E.S. and Navias, M. (1992). The therapeutic sterilization of the mentally handicapped. Experience with the Abortion and Sterilisation Act of 1975. *South African Medical Journal*, 82(6),p. 443-474.

NBAC (2001). *Ethical and Policy Issues in International Research : Clinical Trials in Developing Countries.* Vol. 1 : *Report and Recommendations of the National Bioethics Advisory Commission*. National Bioethics Advisory Commission. Bethesda, Maryland.

NEJM (2011). First Results of Phase 3 Trial of RTS,S/AS01 Malaria Vaccine in African Children. *N. Engl. J. Med.*, 365, p. 1863-1975.

Nix, E. (2020). Tuskegee Experiment: The Infamous Syphilis Study. *History*, 15 décembre.

Noël, A. (2017). Les migrants, cibles du trafic d'organes. *Le Monde*, 4 septembre

Nyika, A. Kilama, W., Chilengi, R., Tangwa, G., Tindana, P.,Ndebele, P., Ikingura, J. (2009). Composition, Training Needs and Independence of Ethics Review Committees Across Africa : Are the Gate-Keepers Rising to the Emerging Challenges? *J. Med. Ethics*, 35, p. 189-193.

Nzwili, F., Religion News Service (2014). Kenya's Catholic Bishops : Tetanus Vaccine Is Birth Control inDisguise. *National Catholic Repoerter*, 11 novembre.

Offit, P.A. (2007). *The Cutter Incident : How America's First Polio Vaccine Led to the Growing Vaccine Crisis. New Haven/London :* Yale University Press. 18 septembre.

Ojanuga, D. (1993). The Medical Ethics of the 'Father of Gynaecology', Dr. J. Marion Sims. *Journal of Medical Ethics*, Vol. 19, No. 1, p. 28-31.

Okonta, P.I. (2014). Ethics of clinical trials in Nigeria. *Niger Med. J.*, 55(3), p. 188-194.

Olansky, S., Schuman, S.H., Peters, J.J., Smith, C.A., Rambo, D.S. (1956). Untreated syphilis in the male Negro: X. Twenty years of clinical observation of untreated syphilitic and presumably nonsyphilitic groups. *J.Chronic Dis.*, 4, p. 177-185.

Oller, J.W., Shaw, C.A., Tomljenovic, L., Karanja, S.K., Ngare, W., Clement, F.M., Pillette, J.R. (2017).HCG Found in WHO Tetanus Vaccine in Kenya Raises Concern in the Developing World. *Open Access Library Journal*, 4, p. 1-32.

O'Neill, D. (1989). Project Chariot: how Alaska Escaped Nuclear Excavation. *Bulletin of the Atomic Scientists*, 45 (10), p. 28-37.

O'Neill, D. (2007) *The Firecracker Boys: H-Bombs, Inupiat Eskimos, and the Roots of the Environmental Movement*. New York : Basic Books.

Osler, W. (1902). William Beaumont. A pioneer American physiologist. *JAMA*, 39, p. 1223-1231.

Osmundsen, J.A. (1964). Many Scientific Experts Condemn Ethics of Cancer Injection. *The New York Times*, 26 janvier.

Otterman, M. (2007). *American torture from the cold war to Abou Ghraib and beyond*. Melbourn University Press.

Ouandaogo, C. R., Yaméogo, T.M., Diomandé, F.V.K., Sawadogo, C., Ouédraogo, B., Ouédraogo-Traoré, R.,Pezzoli, L., Djingarey, M.H., Mbakuliyemo, N., Zuber, P.L.F. (2012). Adverse events following immunization during mass vaccination campaigns at first introduction of a meningococcal A conjugate vaccine in Burkina Faso. *Vaccine*, 30 ; 30 Suppl 2 : B46-51.

PBS NEWS HOUR (2011). Report : Medical Experiments Conducted on U.S. Prisoners, Patients. *PBSNEWSHOUR*, 28 février

Pacchioli, D. (1996). Subjected to Science. *Research/Penn State*, 01 mars.

Palen, J.J.(1986). Fertility and Eugenics : Singapore's Population Policies. *Population Research and Policy Review*, Vol. 5, N°. 1, p. 3-14.

Palmer, S. (2010). *Launching Global Health: The Caribbean Odyssey of the Rockefeller Foundation*. Michigan : University of Michigan Press.

Paola, F.A., Walker, R., Lois LaCivita, N. (2009). *Medical Ethics and Humanities*. Jones and Bartlett Publishers.p. 185-186.

Pappworth, M.H. (1990). Human guinea pigs - a history. *British Medical Journal*, 301, p. 1456-1460.

Parashar, U.D. *et al.* (2009). Global mortality associated with rotavirus disease among children in 2004. *Journal of Infectious Diseases*, 200, p. 9-15.

Parenti, M.J. (2011). *The Sword and the Dollar: Imperialism, Revolution, and the Arms Race*, St. Martin's Publishing Group.

Paris, R. (2017). Qui a tué le peuple des Inuits de l'Arctique ? *Matière et Révolution*, 7 octobre.

PBSNEWSHOUR (2011). Report : Medical Experiments Conducted on U.S. Prisoners, Patients. *PBSNEWSHOUR*, 28 février.

Peel, M. (2005). Human rights and medical ethics. *J. R. Soc. Med.*, 98(4), p. 171-173.

Perper, J.A. and Cina, S.J. (2010). *When Doctors kill: who, why and how.* Copernicus Book, Springer Science + Business Media, New-York.

Peters, J.J., Peers, J.H., Olansky, S., Cutler, J.C., Gleeson, G. (1955). Untreated Syphilis in the Male Negro : Pathologic Findings in Syphilitic and Nonsyphilitic Patients. *Journal of Chronic Diseases*, 1, p. 127-148.

Phanuphak, P. (1998). Ethical issues in studies in Thailand of the vertical transmission of HIV. *N. Engl. J. Med.*,338(12), p. 834-835.

Pittman, P.R., Norris, S.L., Coonan, K.M., McKee Jr, K.T. (2005). An assessment of health status among medical researchvolunteers who served in the Project Whitecoat program at Fort Detrick, Maryland. *Mil. Med.*, 170(3), p. 183-187.

Pittman, R. (2011). *Remote Brain Targeting : A Compilation of Historical Information Derived from Various Sources*. Mother's Love Publishing and Enterprises.

Plumb, R.K. (1964). Scientists Split on Cancer Tests. *The New York Times*, 22 mars.

Polšek, D. (2023). Incommensurable histories of human experimentation and bioethics. *Academia.edu*

Preminger, B.A. (2002). The case of Chester M. Southam: research ethics and the limits of professional responsibility. *Pharos Alpha Omega Alpha Honor Med. Soc.*, 65(2), p. 4-9.

Presidential Commission for the Study of Bioethical Issues. (2011). Ethically impossible STD research in Guatemala from 1946-1948. Washington, D.C., 11 septembre.

Radolf, J.D., Tramont, E.C., Salazar, J.C. (2015). Syphilis (treponema pallidum). Dans *Mandell, Douglas, and Bennett's principles and practice of infectious diseases*. Bennett, J.E., Dolin, R., Blaser, M.J. (Dir.), 8e ed. Vol.2. Philadelphia (PA) : Elsevier ; p. 2584-2709.

ReavesM. (2016). Interview with Dr. Marcia Angell, former Editor-in-Chief of the New England Journal of Medecine medicine. *Voies in Bioethics*, 2 décembre.

Reimann, M. (2017). Willowbrook, the institution that shocked a nation into changing its laws. *Timeline*, 15 juin.

Reiner, R.C. Jr., Wiens, K.E., Deshpande, A. *et al.* (2020). Mapping geographical inequalities in childhood diarrhoeal morbidity and mortality in low-income and middle-income countries, 2000-17 : analysis for the Global Burden of Disease Study 2017. *Lancet*, 395, p. 1779-1801.

Réseau International (2014). Edifiant -Vaccins : L'Inde poursuit la Fondation Bill et Mélinda Gates. 9 octobre. https://reseauinternational.net/edifiant-vaccins-linde-poursuit-fondation-bill-melinda-gates/

Réseau International (2016). *Des hôpitaux indiens achetaient des reins aux "pauvres" pour les revendre à leurs riches patients*. 17 août.

https://reseauinternational.net/des-hopitaux-indiens-achetaient-des-reins-aux-pauvres-pour-les-revendre.

Reuters Staff (2020). False claim : Bill Gates faces trial in India for testing vaccines on children.Reuters, 19 mai.

Reverby, S.M. (2000). *Tuskegee's Truths: Rethinking the Tuskegee Syphilis Study*. Chapel Hill : University of North Carolina Press.

Reverby, S.M. (2009). *Examining Tuskeegee : The Infamous Syphilis Study and its legacy*. The John Hope Franklin Series in African American History and Culture. The University of North Carolina Press.

Reverby, S.M. (2011). Normal exposure" and inoculation syphilis : A PHS "Tuskegee" doctor in Guatemala, 1946-1948. *J. Policy History*, 23(1), p. 6-28.

Reverby, S.M. (2012). Ethical Failures and History Lessons : The U.S. Public Health Service Research Studies in Tuskegee and Guatemala. *Public Health Rev*., 34, 13.

RFI (2011). Au Nigeria, premières indemnisations des victimes d'essais cliniques de Pfizer. *RFI*, 13août.

Ringle, K. (1984). Army Sprayed Bacteria on Unsuspecting Travelers. *The washington Post*, 05 décembre.

Roberts, L. (2019). Polio eradication program faces hard choices as endgame strategy falters.*Science*,30 décembre.

Robinson, D., Mayerhoff, D., Alvir, J., Cooper, T., Lieberman, J.A. (1991). Mood responses of remitted schizophrenics to methylphenidate infusion. *Psychopharmacology*, 150 (2), p. 247-252.

Rockwell, D.H., Yobs, A.R., Moore, M.B. (1964). The Tuskegee Study of Untreated Syphilis: The 30th Year of Observation. *JAMA Internal Medicine*, 114(6), p. 792-798.

Rodriguez, M.A. and García, R. (2013). First, Do No Harm: The US Sexually Transmitted Disease Experiments in Guatemala. *Am. J. Public Health*, 103(12), p. 2122-2126.

Roff, S.R. (2021). *Project sunshine and the slippery slope*. Centre for Medical Education. Dundee University Medical School. (PDF : Retrieved December 27, 2021).

Rosenbaum, L. (2020). The Hideous Truths Of Testing Vaccines On Humans. *Forbes*, 12 juin.

Rosenthal, E. T. (2003). The Rhoads Not Given. The Tainting of the Cornelius P. Rhoads Memorial Award. *Oncology Times*, 25(17), p. 19-20.

Ross, B. (2007). Test of Controversial Artificial Blood Product a Failure. *ABC News, "The Blotter"*. 23 mai.

Ross, L.F., Newburger, J.W., Sanders, S.P. (2001). Ethical issues in pediatric trials.*Am. Heart J.*, 142(2), p. 233-236.

Roth, B.L. (2007). Drugs and Valvular Heart Disease. *N. Engl. J. Med.*, 356, p. 6-9.

Rothman, R. (1991). *Strangers at the bedside : a history of how law and bioethics transformed medical decision making*. New York, Basic Books.

Roy, A.S.A. (2012). *Stifling New Cures : The True Cost of Lengthy Clinical Drug Trials*. Manhattan Inst.

Saleem, A.F., Yousafzai, M.T., Mach, O. *et al.* (2018). Evaluation of vaccine derived poliovirus type 2 outbreak responseoptions: A randomized controlled trial, Karachi, Pakistan. *Vaccine*, 36,p. 1766-1771.

Samsay, S. (2000). Enforced sterilisations in Sweden confirmed. *Lancet*, 355, p. 1252.

Samuel, H. (2010). French bread spiked with LSD in CIA experiment. *The Daily Telegraph* (London), 11mars.

Sarkar, S. (2008). Artificial blood. *Indian J. Crit. Care Med.*, 12(3), p. 140-144.

Scheflin, A.W. and Opton, E.M. (1978). *The Mind Manipulators*. New York : Paddington Press.

Schmidt, T.A. (2003). The legacy of the Tuskegee syphilis experiments for emergency exception from informed consent.*Ann. Emerg. Med.*, 41(1), p. 79-81.

Schuster, B.M. (2015). For the Love of Drugs : Using Pharmaceutical Clinical Trials Abroad to Profit Off the Poor. *Seattle Journal for Social Justice*, Vol. 13, Issue 3, Article 16.

Select Committee on Intelligence and Committee on Human Resources (1977). *Project MKULTRA, the CIA's program of research in behavioral modification.* U.S. government printing office, Washington, 3 août.

Serwer, A. (2018). Why a Statue of the 'Father of Gynecology' Had to Come Down. *The Atlantic*, 18avril.

Shah S. (2002). Globalizing Clinical Research. *The Nation*, 1er juillet.

Shamoo, A.E. et Resnik, D.B. (2009). *Reponsible conduct of research.* Oxford University Press.

Sharav, V.H. (2003). Children in clinical research : a conflict of moral values. *The American Journal of Bioethics*, 3(1), p. 1-81.

Sharmeen, A. (2017). Accountability of International NGOs : Human Rights Violations in Healthcare Provision in Developing Countries and the Effectiveness of Current Measures. *Annual Survey of International & Comparative Law*, Vol. 22 : Iss. 1, Article 6.

Shields, A. (2008). Trafic de reins en Inde - Le « Dr Horreur » résidait à Brampton. *LEDEVOIR*, 5 février.

Shroff, S. (2009). Legal and ethical aspects of organ donation and transplantation. *Indian J. Urol.*, 25(3), p. 348-355.

Shuste, E. (2018). American Doctors at the Nuremberg Medical Trial. *Am. J. Public Health*, 108(1), p. 47-52.

Sihra, A. (2018). Unit 731. *Atomic Heritage Foundation*, 4mai.

Smith, D. (2011). Pfizer Pays out to Nigerian Families of Meningitis Drug Trial Victims. *The Guardian*, 11 août.

Smoyer, A.B., Blankenship, K.M., Belt, B. (2009). Compensation for Incarcerated Research Participants: Diverse State Policies Suggest a New Research Agenda. *Am. J. Public Health*, 99(10), p. 1746-1752.

St Clair, J. and Cockburn, A. (1999). CIA Shrinks and LSD. *Counter Punch*, 18 octobre.

Stanley, L.L. and Wells, E.(1940). *Men at Their Worst.* D. Appleton Century Company, Incorporated.

Stein, R. (2010). U.S. apologizes for newly revealed syphilis experiments done in Guatemala. *The Washington Post*, 1er octobre.

Sternberg, G.M. (1898). The bacillus icteroides (Sanarelli) and bacillus X (Sternberg). *Transactions of the Association of American Physicians*, 13, p. 71.

Stephens, J. (2000). Where Profits and Lives Hang in Balance. *The Washington Post*, 17 décembre.

Stephenson, J.E. and Anderson, A.O. (2007). Ethical and legal dilemmas in biodefense research.*Medical Aspects of Biological Warfare*, p. 559-577.

Stevenson, M. (2014). *Agency Through Adaptation: Explaining The Rockefeller and Gates Foundation's Influence in the Governance of Global Health and Agricultural Development.* A thesis : Waterloo, Ontario, Canada.

Stobbe, M. (2011a). Past Medical Testing on Humans Revealed. *Washington Post*, 27 février.

Stobbe, M. (2011b). Ugly past of U.S. human experiments uncovered.*The Associated Press*, 28février.

Stockton, R. (2022). *Inside Unit 731, Japan's Disturbing Human Experiments Program During World War II.* Edited By John Kuroski, 11novembre.

Stokes, J. (1953). Epideniology of Viral Hepatitis A. *American Journal of Public Health*, Vol 43, p. 1097-1100.

Stolberg, S.G. (1997). U.S. AIDS Research abroad sets off outcry over ethics. *The Now York Times*, 18 septembre.

Stone, R.S., Warren, S.L, Langham, W., Hempelmann, L.H., Friedell, H., Hamilton, J.G., Howland, J., Bassett, S.H. (2017). Human Radiation Experiments. *Atomic heritage Foundation*, 11 juillet.

Soral, A. (2014). Stérilisation de masse au Kenya et en Inde sous couvert de vaccination. *Égalité et Réconciliation*, 16 novembre.

Soral, A. (2015). L'OMS et l'Unicef ont stérilisé des populations du tiers monde sous couvert de vaccination. *Égalité et Réconciliation*, 26 février.

Subramanian, S. (2017a). Guatemala syphilis experiments worse than Tuskegee.*Slate Magazine*, 26 février.

Subramanian, S. (2017b). Les terribles expérimentations scientifiques que les Américains n'ont pas osé faire aux États-Unis. *Slate*, 7 mars. (Traduit par Bérengère Viennot).

Suwol, R. (2006). A History Of US Secret Human Experimentation. *Health News Network*, 14 mars. http://www.healthnewsnet.com/humanexperiments.html

Talwar, G.P., Sharma, N.C., Dubey, S.K., Salahuddin, M., Das, C., Ramakrishnan, S. *et al.* (1976). Isoimmunization against Human Chorionic Gonadotropin with Conjugates of Processed Beta-Subunit of the Hormone and Tetanus Toxoid. *Proceedings of the National Academy of Sciences*, 73, p. 218-222.

Talwar, G.P. and Raghupathy, R. (1989). Anti-Fertility Vaccines. *Vaccine*, 7, p. 97-101.

Taniguchi, S. and Cooper, D.K.C. (1997). Clinical xenotransplantation: past, present and future. *Ann. R. Coll. Surg. Engl.*, 79(1), p. 13-19.

Tansey, B. (2004). Serratia has dark history in region: Army test in 1950 may have changed microbial ecology. *San Francisco Chronicle*. 31 octobre.

Tarrago, R. E. (2001). The Balmis-Salvany Smallpox Expedition: The First Public Health Vaccination Campaign. in *Perspectives in Health*, Vol. 6, N° 1. Pan-American South America Health Organization.

The Declaration of Istanbul on Organ Trafficking and Transplant Tourism. (2008). *Clin. J. Am. Soc. Nephrol.*, 3(5), p. 1227-1231.

Thibert, C. (2021). Les terribles expériences américaines sur la syphilis au Guatemala. *Le Figaro/Sciences*, 18 octobre.

Thomas Jo (1977). C.I.A. says it found more secret papers on behavior control. *The New York Times*, 3 septembre.

Thomas, G. (1989). *Journey into Madness: The Secret Story of Secret CIA Mind Control and Medical Abuse*. Bantam, New York.

Thomas, S.B. and Quinn, S.C. (1991). The Tuskegee Syphilis Study, 1932 to 1972 : Implications for HIV Education and AIDS Risk Education Programs in the Black Community.*American Journal of Public Health*, 81(11), p. 1498-14505.

Thomas J.-P. (1995). *Les fondements de l'eugénisme*, Presses Universitaires de France, Paris, p. 5.

Thompson, H. (2015). In 1950, the U.S. Released a Bioweapon in San Francisco. *Smithsonian Magazine*, 6 juillet.

Treaster, J. B. (1975). Senate Hearing Is Told That Pentagon Conducted Drug Tests With Virtually No Outside Supervision.*The New York Times*, 11 septembre.

Tröhler, U. (2000). *To improve the Evidence of Medicine : The Eighteenth Century British Origins of a Critical Approach*. Edinburgh: Royal College of Physicians.

Tröhler, U. (2007). The long Road of Moral Concern : Doctors' ethos and Statute Law relating to Human Research in Europe. Dans *History and Theory of Human experimentation. The Declaration of Helsinki and Modern Medical Ethics*. Schmidt, U., Frewer, A. (dir.). Stuttgart : Franz Steiner Verlag.

Trotter, C.L., Lingani, C., Fernandez, K., Cooper, L.V., Bita, A., Tevi-Benissan, C., Ronveaux, O., Préziosi, M.P., Stuart, J.M. (2017). Impact of MenAfriVac in nine countries of the African meningitisbelt, 2010-15 : an analysis of surveillance data. *Lancet Infect. Dis.*, 17, p. 867-872.

Truth and Reconciliation Commission of Canada (2015). *Canada's residential schools : the final report of the Truth and Reconciliation Commission of Canada.* McGill-Queen's University Press.

Tsuchiya, T. (1997). Eugenic sterilizations in Japan and recent demands for apology : a report. *Newsletter of the Network on Ethics and Intellectual Disability*, 3, p. 1-4.

Tsuchiya, T. (2008). The imperial Japanese experiments in China. In : *The Oxford textbook of clinical research ethics*, p. 31-45.

UNDP (2013). *The Role of Philanthropic Organizations in the Post-2015 Development Agenda Setting.* United Nations Development Programme, DCPB/OESC/UNDESA

UNICEF (2020). UNICEF, WHO to support Sudan efforts to close vaccine-derived polio outbreak. *United Nations International Children's Emergency Fund*, 8 septembre.

Vaccine Wkly (1995). Tetanus vaccine may be laced with anti-fertility drug. International/developing countries. *Vaccine Wkly*, 9-10, 29 mai-05 juin (Sans auteur).

Vaishnav, A. R.(1994). Task Force Reports on Fernald Studies. *The Tech. (Online edition)*, volume 114, Issue 28, 22 juin.

Vanlerberghe, C. (2012). Le trafic d'organes humains se poursuit en Asie. *Le Figaro*, 28 mai.

Veatch, R.M. (1971). Experimental pregnancy: the ethical complexities of experimentation with oral contraceptives. *Hastings Cent. Rep.*, 1, p. 2-3.

Vekemans, J., Marsh, K., Greenwood, B. *et al.* (2011). Assessment of severe malaria in a multicenter, phase III, RTS, S/AS01 malaria candidate vaccine trial : case definition, standardization of data collection and patient care. *Malar. J.*, 10, p. 221-221.

Veracity, D. (2006). Human medical experimentation in the United States: The shocking true history ofmodern medicine and psychiatry (1833-1965). *Natural News Network*, 6 mars.

Vidal, J. (2016). Are Gates and Rockefeller using their influence to set agenda in poor states? *The Guarden*, 15 janvier.

Voelz, G.L. (1975). What we have learned about plutonium from human data. *Health Physics*, 29, p. 753-760.

Vollmann, J. and Winau, R. (1996). The Prussian Regulation of 1900 : Early Ethical Standards for Human Experimentation in Germany. *IRB: Ethics &Human Research*, Vol. 18, No. 4 (Jul. - Aug.), p. 9-11.

Vollmer, S. H. and Howard, G. (2010). Statistical power, the Belmont Report, and the ethics of clinical trials.*Science and Engineering Ethics*, 16 (4), p. 675-691.

Vonderlehr, R.A., Clark, T., Wenger, O.C., Heller, J.R. (1936a). Untreated Syphilis in the Male Negro. *Journal of Venereal Disease Information*, 17, p. 260-265.

Vonderlehr, R.A., Clark, T., Wenger, O.C., Heller, J.R. (1936b). Untreated syphilis in the male Negro : acomparative study of treated and untreated cases. *JAMA*, 107, p. 856-860.

Ward, T. S. (2015). Ethical Considerations in Research. *Prezi*, 9 avril.

Washington, H.A. (2007). *Medical Apartheid : The Dark History of Medical Experimentation on Black Americans from Colonial Times to the Present.* Doubleday Books.

Weindling, P.J. (2008). The Nazi medical experiments. In *The Oxford textbook of clinical research ethics*,18-30.

Weinstein, H. (1990). *Psychiatry and the CIA: Victims of Mind Control.* Washington, DC : American Psychiatric Press.

Welsome, E. (1999). *The Plutonium Files: America's Secret Medical Experiments in the Cold War.* Dial Press, New York.

Wheelis, M., Lajos, R., Dando, M. (2006). *Deadly cultures : biological weapons since 1945*. Harvard University Press. p. 27-28.

White, R.M. (2003). The Tuskegee syphilis study and consent.*Ann. Emerg. Med.*, 42(3), p. 430-431.

WHO (1994). *Recommendations from the meeting on mother-to-infant transmission of HIV by use of antiretrovirals.* World Health Organization, Geneva, juin 23-25.

WHO (2013). *Rotavirus vaccines.* World Health Organization, Weekly epidemiological record, No. 5, 88, p. 49-64.

WHO (2014). *Eliminating forced, coercive and otherwise involuntary sterilization : An interagency statement OHCHR, UN Women, UNAIDS, UNDP, UNFPA, UNICEF and WHO.*World Health Organization, Geneva.

WHO (2021). *Polio information system.* World Health Organization. Geneva, 8 mars.

WHO (2024). *Le vaccin antipaludique RTS, S.*World Health Organization, janvier 2024.

Wilshire, H.G., Nielson, J.E., Hazlett, R.W. (2008). *The American West at Risk: Science, Myths, and Politics of Land Abuse and Recovery.* Oxford University Press. p. 176.

Wise, J. (2001). Pfizer Accused of Testing New Drug Without Ethical Approval. *BMJ*, 322(7280), p. 194.

Yacine (2014). Vaccins : L'Inde poursuit la Fondation Bill et Mélinda Gates pour avoir testé sans leur consentement des vaccins sur des enfants. *Meta TV*, 9 octobre.

Zarocostas, J. (2018). WHO keeps polio on the international health emergency list. *Lancet*, 392, p. 2425.

Zhang, S. (2018). The Surgeon Who Experimented on Slaves. *The Atlantic*, 18 avril.

Zulu, C. (2018). *Survival of the Fist: The Book of Revelations*. Chackram Radio Publishing.

TABLE DE MATIÈRES

Structures éditoriales du groupe L'Harmattan

L'Harmattan Italie
Via degli Artisti, 15
10124 Torino
harmattan.italia@gmail.com

L'Harmattan Hongrie
Kossuth l. u. 14-16.
1053 Budapest
harmattan@harmattan.hu

L'Harmattan Sénégal
10 VDN en face Mermoz
BP 45034 Dakar-Fann
senharmattan@gmail.com

L'Harmattan Cameroun
TSINGA/FECAFOOT
BP 11486 Yaoundé
inkoukam@gmail.com

L'Harmattan Burkina Faso
Achille Somé – tengnule@hotmail.fr

L'Harmattan Guinée
Almamya, rue KA 028 OKB Agency
BP 3470 Conakry
harmattanguinee@yahoo.fr

L'Harmattan RDC
185, avenue Nyangwe
Commune de Lingwala – Kinshasa
matangilamusadila@yahoo.fr

L'Harmattan Congo
219, avenue Nelson Mandela
BP 2874 Brazzaville
harmattan.congo@yahoo.fr

L'Harmattan Mali
ACI 2000 - Immeuble Mgr Jean Marie Cisse
Bureau 10
BP 145 Bamako-Mali
mali@harmattan.fr

L'Harmattan Togo
Djidjole – Lomé
Maison Amela
face EPP BATOME
ddamela@aol.com

L'Harmattan Côte d'Ivoire
Résidence Karl – Cité des Arts
Abidjan-Cocody
03 BP 1588 Abidjan
espace_harmattan.ci@hotmail.fr

Nos librairies en France

Librairie internationale
16, rue des Écoles
75005 Paris
librairie.internationale@harmattan.fr
01 40 46 79 11
www.librairieharmattan.com

Librairie des savoirs
21, rue des Écoles
75005 Paris
librairie.sh@harmattan.fr
01 46 34 13 71
www.librairieharmattansh.com

Librairie Le Lucernaire
53, rue Notre-Dame-des-Champs
75006 Paris
librairie@lucernaire.fr
01 42 22 67 13

www.ingramcontent.com/pod-product-compliance
Lightning Source LLC
LaVergne TN
LVHW011039061026
849535LV00006B/2095